临床百家

**中国医学临床百家**

温建民 谢 飞 / 著

# 微创治疗踇外翻
# 温建民 2019 观点

科学技术文献出版社

SCIENTIFIC AND TECHNICAL DOCUMENTATION PRESS

·北京·

图书在版编目（CIP）数据

微创治疗踇外翻温建民2019观点 /温建民，谢飞著. —北京：科学技术文献出版社，2019.10（2023.10重印）
ISBN 978-7-5189-5420-9

Ⅰ.①微… Ⅱ.①温… ②谢… Ⅲ.①趾—骨畸形—显微外科学 Ⅳ.① R682.16

中国版本图书馆 CIP 数据核字（2019）第 066278 号

**微创治疗踇外翻温建民2019观点**

策划编辑：程 寒　　责任编辑：帅莎莎　程 寒　　责任校对：张吲哚　　责任出版：张志平

| | | |
|---|---|---|
| 出 版 者 | 科学技术文献出版社 | |
| 地 址 | 北京市复兴路15号　　邮编　100038 | |
| 编 务 部 | （010）58882938，58882087（传真） | |
| 发 行 部 | （010）58882868，58882870（传真） | |
| 邮 购 部 | （010）58882873 | |
| 官 方 网 址 | www.stdp.com.cn | |
| 发 行 者 | 科学技术文献出版社发行　　全国各地新华书店经销 | |
| 印 刷 者 | 北京虎彩文化传播有限公司 | |
| 版 次 | 2019 年 10 月第 1 版　2023 年 10 月第 3 次印刷 | |
| 开 本 | 710×1000　1/16 | |
| 字 数 | 78千 | |
| 印 张 | 9　彩插4面 | |
| 书 号 | ISBN 978-7-5189-5420-9 | |
| 定 价 | 98.00元 | |

# 序
## Foreword

韩启德

　　欧洲文艺复兴后，以维萨利发表《人体构造》为标志，现代医学不断发展，特别是从 19 世纪末开始，随着科学技术成果大量应用于医学，现代医学发展日新月异，发生了根本性的变化。

　　在过去的一个世纪里，我国现代化进程加快，现代医学也急起直追。但由于启程晚，经济社会发展落后，在相当长的时期里，我国的现代医学远远落后于发达国家。记得 20 世纪 50 年代，我虽然生活在上海这个最发达的城市里，但是母亲做子宫切除术还要到全市最高级的医院才能完成；我患猩红热继发严重风湿性心包炎，只在最严重昏迷时用过一点青霉素。20世纪60—70年代，我从上海第一医学院毕业后到陕西农村基层工作，在很多时候还只能靠"一根针，一把草"治病。但是改革开放仅仅30多年，我国现代医学的发展水平已经接近发达国家。可以说，世界上所有先进的诊疗方法，中国的医生都能做，有的还做得更好。更为可喜的是，近年来我国医学界开始取得越来越多的原创性成果，在某些点上已经处于世界领先地位。中国医生已经不再盲从发达国家的疾病诊疗指南，而能根据我们自己的经验和发现，根据我国自己的实际情况制定临床标准和规范。我们越来越有自己的东西了。

要把我们"自己的东西"扩展开来，要获得越来越多"自己的东西"，就必须加强学术交流。我们一直非常重视与国外的学术交流，第一时间掌握国外学术动向，越来越多地参与国际学术会议，有了"自己的东西"也总是要在国外著名刊物去发表。但与此同时，我们更需要重视国内的学术交流，第一时间把自己的创新成果和可贵的经验传播给国内同行，不仅为加强学术互动，促进学术发展，更为学术成果的推广和应用，推动我国医学事业发展。

我国医学发展很不平衡，经济发达地区与落后地区之间差别巨大，先进医疗技术往往只有在大城市、大医院才能开展。在这种情况下，更需要采取有效方式，把现代医学的最新进展以及我国自己的研究成果和先进经验广泛传播开去。

基于以上考虑，科学技术文献出版社精心策划出版《中国医学临床百家》丛书。每本书涵盖一种或一类疾病，由该疾病领域领军专家撰写，重点介绍学术发展历史和最新研究进展，并提供具体临床实践指导。临床疾病上千种，丛书拟以每年百种以上规模持续出版，高时效性地整体展示我国临床研究和实践的最高水平，不能不说是一个重大和艰难的任务。

我浏览了丛书中已经完稿的几本书，感觉都写得很好，既全面阐述有关疾病的基本知识及其来龙去脉，又介绍疾病的最新进展，包括笔者本人及其团队的创新性观点和临床经验，学风严谨，内容深入浅出。相信每一本都保持这样质量的书定会受到医学界的欢迎，成为我国又一项成功的优秀出版工程。

《中国医学临床百家》丛书出版工程的启动，是我国现代医学百年进步的标志，也必将对我国临床医学发展起到积极的推动作用。衷心希望《中国医学临床百家》丛书的出版取得圆满成功！

　　是为序。

# 作者简介
## Author introduction

温建民

　　温建民教授是我国著名骨伤科专家，几十年来，一直从事中西医结合治疗骨科疾病的医、教、研工作。他毕业于中医院校，又在国外进修学习西医骨科3年，掌握中医、西医两种治疗体系，擅长治疗肢体畸形，全身各部位新鲜、陈旧骨折、脱位及并发症，颈、肩、腰、髋、膝、踝、足等关节疾病。温建民教授在国内中医系统较早开展人工膝、髋关节置换术、跖趾关节置换术、椎弓根钉技术治疗脊柱疾病等。他在澳留学期间编译了世界第一部英文版的《温病学》，2000年在美国由Paradigm Publication出版，并面向120多个国家和地区发行，为中医药在世界的传播做出了贡献。1993年，他响应政府回国的号召回国服务，创立微创技术与手法治疗踇外翻及相关畸形的中西医结合新方法，处于国内领先、国际先进水平。该方法具有术式简便、创伤小、不做内固定、矫形满意、畸形不复发、术后能生活自理、恢复快、合并症少等特点。继承和发扬了中医骨伤科学，推动了中西医结合骨伤科事业的发展。全国有 20 多个省市的 500 多家医疗机构采用本方法，已治愈 5 万余例患者，带来了显著的社会效益和经济效益，得到国内外骨科界认同，填补了国内外在此领域的空白。此项目获 2002 年国家科学技术进步二等奖和国际金奖（由科学技术部推荐参评），并被列为 2003 年度国家级科学技术成果重点推广项目，向全国推广。他科研成果丰硕，已获国家、省部级科研成果奖 8 项，在研课题 2 项，完成国家、省、部级课题 22 项，获专利 8 项，在国内外核心期刊发表论文 250 余篇，著作 13 部。培养硕士研究生 30 余名，博士研究生 10 余名，博士后 6 名，师承弟子 10 名。

谢 飞

　　谢飞，医学博士，博士后。师从温建民教授，现于中国中医科学院望京医院从事"骨损伤与再生"相关研究工作。博士毕业于乌克兰国家医学科学院骨科专业，期间担任中国乌克兰医学交流协会会长、乌克兰医学科学院学生会主席、教授助理等职务。在国外学习工作期间，以"一带一路"政策方针为指引，多次组织社会义诊活动，并成功举办"中国－乌克兰医学文化交流活动"，为两国的医学交流事业做出了突出贡献，并且获得"中国－乌克兰医学使者"荣誉称号。

　　2017年为响应国家号召，谢飞被引进为海外高层次人才回国发展，已获得国家、省部级科研课题2项，获得专利2项，在国内外核心期刊发表论文20余篇，著作1部，SCI论文2篇。

# 前　言

　　蹞外翻是足踝外科常见疾病，常合并有拇囊炎疼痛、小趾内翻、跖骨痛、锤状趾、足底胼胝体疼痛等病症，影响患者的生活、工作质量。如不及早治疗，年老可引起前足的畸形和疼痛的加重，是一种老年人致残性足病。据1990年美国国家卫生统计中心的统计，该病发病率为5.1%，假如按照此计算，我国蹞外翻大约有八千万人患病。该病有明确的家族史，占69.48%，并以母系遗传为主，占56.06%，男女患病比率为1∶19。

　　西医治疗蹞外翻自从19世纪报道以来已有200多种手术治疗方法，很多经过临床实践后效果不佳而淘汰，目前仅剩十余种治疗方法。西医治疗主要以大切口矫正手术为主，分为软组织和骨性手术。一般需大切口，钢板螺钉内固定或石膏外固定，对软组织损伤大，患者痛苦大，恢复慢，术后生活不能自理，畸形时有复发，可出现跖骨头下疼痛、骨不连、蹞内翻、感染等并发症。因此，是骨科界尚未解决的临床问题。

　　中西医结合微创技术治疗蹞外翻，也称温式疗法，从中医阴阳平衡理论、筋骨理论角度重新认识蹞外翻，认为足部阴筋阳筋失去平衡，出现筋出槽、骨错缝，导致跖趾关节和（或）趾间关节脱位，使患者出现前足一系列症状。从80年代初开始，我结合现代医学技术，开始研究踇外翻治疗技术，从大切口手术治疗开始，总结国内外大小切口治疗踇外翻的经验，直至1993年开始创立了中西医结合微创技术治疗踇外翻方法，并经临床不断优化，最后确立了中西医结合治疗踇外翻规范化诊疗体系，该体系包括微创截骨手法整复术、裹帘外固定法、中医药的应用、康复治疗等四部分，优良率达98.5%。因其切口小、痛苦少、恢复快、矫形满意、合并症少、费用低而深受患者欢迎，减少或避免不必要的传统手术创伤，突出了验、简、易、廉的中医特点，是目前治疗踇外翻的一个最佳方法。自1993年开始，已经应用20多年了，已在全国各地展开治疗，仅中国中医科学院望京医院运用此法治愈的患者已达一万余，在全国各地有20多个省市举办相关学术会议及授课，一千余医生学成此疗法，并成功在各地开展治疗。据不完全统计，全国开展中西医结合微创治疗踇外翻手术，治愈的患者已达六万余。

中西医结合治疗踇外翻规范化诊疗体系（温式疗法）2001年获北京市科学技术进步奖二等奖1项，2002年获国家科学技术进步奖二等奖1项，并由科学技术部推荐参加德国"新思维、新发明、新技术国际博览会"获金奖1项，为祖国争得了荣誉。2012年获中国中西医结合学会科学技术进步奖二等奖1项，2017年获中国中西医结合学会科学技术进步奖二等奖1

项。被列为国家中医药管理局 2003 年十大科学技术成果推广项目之一，在全国范围内推广应用，2013 年被北京市医保中心列为单病种收费项目，由此带动全国许多省市将踇外翻病种纳入医保报销范围，造福广大患者。

中西医结合微创治疗踇外翻术与国内外大切口手术治疗的学派存在一定的争议，大切口手术治疗采用的是内固定疗法，而微创治疗踇外翻不做外固定，且不打石膏，此法能否保证截骨端的稳定？是何种方法使截骨端愈合？这些问题我将综合我们几十年的临床研究及实践，在本书中为大家一一解答。

自从此治疗方法问世以来，很多相关领域的学者及学生希望能通过一问一答的形式将我们这几十年对踇外翻治疗的方法及经验与大家进行介绍、解惑。此书阐述了治疗踇外翻的基本问题、观点、认识。希望此书出版后会对广大骨科医生有所帮助。

温建民

# 目 录
## Contents

# 跗外翻的病因

跗外翻是一种复杂的前足疾病，其发生可以受到遗传因素、力学结构、足部穿戴、环境等方面的影响。其发病机制分为内在因素和外在因素，而遗传因素是跗外翻形成的内在因素之一。

## 1. 母系遗传——跗外翻的重要成因之一

据学者研究认为约 50% 的跗外翻患者有遗传因素，且是常染色体显性的遗传方式。1951 年 Hardy 等学者在家系研究中发现跗外翻患者有遗传倾向，随后 Pique-Vidal 和 Johnston 等学者在不同人群的跗外翻研究中也证明其具有遗传倾向（63%～ 90%），2002 年国内学者温建民报道的研究中，中国人群中跗外翻的遗传倾向约 70.8%，且以母系遗传为主（图 1），2015 年 Marian T Hannan 和 Yi-Hsiang Hsu 等学者在研究美国黑种人跗外翻患者和白种人跗外翻患者中发现，跗外翻患者的基因中具有遗传易感性及性别差异。潜在的跗外翻患者在畸形症状加重的时间上会早于无遗传背景的踇外翻患者；而没有遗传背景的踇外翻患者与外在的易感因素密切相关。

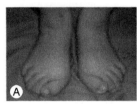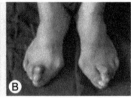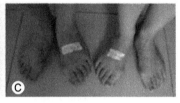

图1 踇外翻有家族遗传史，以母系为主（彩图见彩插1）

注：A：女儿（7岁）；B：母亲；C：姐妹

由遗传因素导致的跖骨异常从而引发的踇外翻最常见的包括四种，第一跖骨头圆形、跖间角过大、跖骨内收、先天性籽骨异常。

（1）第一跖骨头形态异常

在临床上，常见的第一跖骨头有三种类型，分别是圆形、方形、方形带嵴，其中后两种比较稳定。由于跖骨头参与组成第一跖趾关节，圆形的跖骨头比方形和方形带嵴的活动度更大。第一跖趾关节活动度增大后，容易产生跖侧第一跖楔韧带断裂，肌腱韧带不平衡，导致第一跖骨头抬高。由于包裹第一跖骨头所在的第一跖趾关节的肌腱前方斜跨第一跖趾关节，止于第一跖骨；后方止于足舟骨和内侧楔骨，伴随着第一跖趾关节活动度增大，原有肌腱位置随之发生移动，不能起到固定的作用，导致跖趾关节移位变形，进而导致踇外翻的发生。通过统计学实验分析(表1)。

表 1　第一跖骨头为圆形与踇外翻发病的关系

| 组别 | 圆形（%） | 非圆形（%） | 合计 | 圆形率 /% |
|---|---|---|---|---|
| 病例组 | 135（27） | 365（73） | 500 | 27.0 |
| 对照组 | 19（3.8） | 481（96.2） | 500 | 3.8 |
| 合计 | 154（15.4） | 846（84.6） | 1000 | 15.4 |

注：受试者第一跖骨头为圆形的情况与对照组比较，$X^2$=18.52，$P < 0.05$

由此可见，第一跖骨形态异常会增加踇外翻的发病率。即使在踇外翻的患者中，第一跖骨头圆形患者其踇外翻的角度也明显大于第一跖骨头偏方形的患者。

（2）跖间角过大

在踇外翻患者中，第一～第二跖骨间角、第一～第五跖骨间角明显大于正常足，而其第二～第五跖骨间角则无明显差异。这主要是由于跖内翻与踇外翻互为因果关系：当存在第一跖骨内翻的时候，第一跖骨与足部其他跖骨之间向外成角，倘若第一跖骨内翻越严重，则此向外成角就越大。同时第一跖骨头的负重点开始由后向前移，进而在冠状面上向内侧的内翻力臂增大，使得第一跖骨持续内翻，当内翻角增大的同时，原有附着在关节面上的韧带就变得越来越薄，使得踇外翻进一步加重；踇外翻越严重，则拇指外旋程度越明显，使得第一跖骨头上抬，当足部负重时，力量转而用在第二跖骨头上，这样一来，跖间角越来越大，反而推进踇外翻，如此反复循环，使得患者的踇外翻越来越严重（表 2）。

中国医学临床百家

表2 跖间角过大与蹋外翻发病的关系

| 组别 | ≤ 9° (%) | > 9° (%) | 合计 | 异常率 /% |
|---|---|---|---|---|
| 病例组 | 366 (73.2) | 134 (26.8) | 500 | 26.8 |
| 对照组 | 480 (96.0) | 20 (4.0) | 500 | 4.0 |
| 合计 | 846 (84.6) | 154 (15.4) | 1000 | 15.4 |

注：受试者第一～第二跖间角情况与对照组比较，$X^2$=16.68，$P < 0.05$

跖间角过大与蹋外翻相互作用，会引起并加重蹋外翻

（3）跖骨内收

跖骨内收又称为先天性跖骨内收畸形，表现为前足在附中关节处的内翻与内收，畸形完全在踝关节前方，而足与小腿仍保持正常关系。这种情况主要发生于儿童，由于胫前肌不平衡牵拉，导致其步行时足趾向内侧倾斜。严重时导致前足僵硬，不能外展，第一～第二跖间角增大等。若儿童期不予及时矫正，则成年后成为僵硬性病变，并发不同程度的蹋外翻，严重时需要手术治疗（表3）。

表3 两组受试者跖骨内收情况比较 [n（%）]

| 组别 | ≤ 15° | > 15° | 合计 | 异常率 /% |
|---|---|---|---|---|
| 病例组 | 368 (73.6) | 132 (26.4) | 500 | 26.4 |
| 对照组 | 479 (95.8) | 21 (4.2) | 500 | 4.2 |
| 合计 | 847 (84.7) | 153 (15.3) | 1000 | 15.3 |

注：受试者跖骨内收情况与对照组比较，$X^2$=22.53，$P < 0.05$

跖骨内收是指前足对中足和后足发生的内收畸形，常与跖内翻共同存在

（4）先天性籽骨异常

妊娠第 8 周时，籽骨开始在拇短屈肌内出现，第 12 周时软骨化。其中足部最重要的籽骨为位于第一跖骨头下拇短屈肌内外侧头内的 2 块籽骨，分别为内侧的胫侧籽骨和外侧的腓侧籽骨。籽骨位于跖骨头下方的籽骨沟内，被籽骨嵴限制运动，以保证关节的稳定。籽骨周围包括拇短屈肌、拇展肌、拇收肌、内侧跖籽骨韧带、外侧跖籽骨韧带等，结构相当复杂，而周围血供由足近端血管和足底血管提供。籽骨对于第一跖骨头和整个足部的正常活动有着极其重大的意义，除了分担第一跖骨头负重和抬高第一跖骨头外，还将各种屈肌力集中于拇指，增强其负重能力，协同保证足部各肌群的协调和力学平衡。当籽骨位置异常或籽骨缺如时，会导致周围肌群的力量失衡，增高踇外翻的发生率（表 4）。

表 4　两组受试者先天性籽骨异常比较 [n（%）]

| 组别 | 籽骨异常 | 籽骨正常 | 合计 | 异常率 /% |
|---|---|---|---|---|
| 病例组 | 130（26.0） | 370（74.0） | 500 | 26.0 |
| 对照组 | 23（4.6） | 477（95.4） | 500 | 4.6 |
| 合计 | 153（15.3） | 847（84.7） | 1000 | 15.3 |

注：受试者先天性籽骨异常与对照组比较，$X^2=19.66$，$P < 0.05$
籽骨位置异常或籽骨缺失会增高踇外翻的患病率

由于遗传直接决定了人体的结构和功能，因此当足部骨骼发育异常时，无疑增高了成年之后踇外翻发病的风险。20 岁之前的骨骼发育决定了人一生的骨骼形态，从我们对踇外翻患者足部形态的观察统计中发现，遗传因素影响患者足部骨骼发育，致第一跖骨头的形态异常、位置异常及过度活动，最终导致患者成年之后的踇外翻。在患者生长发育的过程中，机体为适应这一"先天不足"情况，进行各个方面的代偿，最终造成跖骨、趾骨、肌腱与关节等的相应易位，使得踇外翻不可避免。经统计学研究发现第一跖骨头为圆形、跖间角过大、趾骨内收、先天籽骨异常这四个遗传因素与踇外翻发病的关系，同时针对其他遗传因素和生活习惯对踇外翻发病的影响，结果证明遗传因素占主要原因。

## 2. 踇外翻与扁平足"里应外合"，严重影响骨肌健康

人体脚掌是由 7 块跗骨和 5 块跖骨凭借足底肌肉、韧带联接形成的足弓，能保证直立时足底支撑的稳固性，并起着缓冲地面对人体的冲击及减轻行走、跑、跳对脊柱、大脑震荡的作用，同时还保证足底的血管、神经免受压迫，被视为"天然减震器"。而扁平足是一种以足弓低平或消失、足部疼痛为特征的足部畸形。扁平足者长期站立、行走、跑跳时，易出现腿、膝、腰背、颈部、头部疼痛和疲劳，还可引发多种慢性疾病，会严重影响人们的运动能力、正常工作和生活。踇外翻与扁平足均是足部常见畸形，女性多于男性，踇外翻男女之比可达 1 ：40，扁平足男女之比可达 1 ：30。

扁平足，主要表现为内侧纵弓塌陷，足跟外翻等，而内侧

纵弓塌陷，足部变宽，更易导致第一跖骨内收的发生。试验中，可以发现扁平足患者拇指处压强较正常增大，在足跟外翻的情况下，发生拇指旋前的可能性增加，而第一趾骨内收、拇指旋前恰恰是姆外翻患者主要的临床表现，因此，我们认为扁平足患者发生姆外翻风险将增加。

同时，姆外翻与平足又是相互作用的，当姆外翻畸形时，足的横弓增宽。因此跖骨间的肌肉与韧带张力增大，日久易发生劳损而松弛、当足载重时便可使足弓逐渐塌陷，使载重点落在中间的几个跖骨头上，破坏了足之正常三点负重关系，常在第二、第三、第四跖骨头处产生疼痛的胼胝、足弓塌陷严重者便形成平跖足畸形，而影响到足弓的功能，从而导致平足的发生。因此，平足患者发生姆外翻畸形，无论手术与否，都可能进一步加重姆外翻，进而平足患者姆外翻术后复发概率明显增加。

## 3. 高跟鞋——女性足部健康最大杀手之一

随着社会经济水平的日益发展，高跟鞋成为了大多数女性所喜爱的款式。高跟鞋使女人步幅减小，因为重心后移，腿部就相应挺直，并造成臀部收缩、胸部前挺，使女人的站姿、走姿都富有风韵，袅娜与韵致应运而生。足部畸形也随着高跟鞋的普及而越来越多。

张朝晖教授通过应力分析试验证明，当鞋跟越高时，5个跖骨头互相挤压，楔跖韧带因负重而逐渐松弛，拇指向外倾斜，第一跖骨头向内倾斜。久之，第一跖骨头形成代偿性肥大，从而导致滑膜炎、踇外翻等病理足。而像有些尖头鞋类高跟鞋，足前部由于受重力影响被挤入前段窄小的区域内，此时的足部形态为第一跖骨外翻、跖内翻、拇长伸肌肌腱滑向拇指外侧，促使第一跖骨进一步内翻。此时为了维持足部的稳定，足内侧的拇收肌和拇短屈肌紧张收缩，牵扯踇外翻，同时导致足部的足弓和软组织韧带发生改变（图2）。

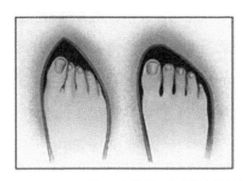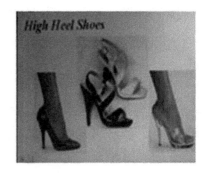

图 2　高跟鞋、尖头鞋容易引起踇外翻（彩图见彩插 2）

以下通过统计学分析高跟鞋与尖头鞋发生踇外翻的关系：

（1）经常穿高跟鞋与成年女性发生踇外翻的关系

病例组中有 71 人经常穿高跟鞋，占病例组人数的 68.9％；32 人无此习惯，占病例组人数的 31.1％。对照组中有 50 人经常穿高跟鞋，占对照组人数的 48.5％；53 人无此习惯，占对照组人数的 51.5％。单因素 $X^2$ 检验结果显示，病例组与对照组在经常穿高跟鞋方面的差异有统计学意义（$P < 0.05$）。经常穿高

跟鞋是成年女性踇外翻发病的危险因素（$OR$=2.352），有此习惯的成年女性踇外翻的危险大于无此习惯的成年女性（$X^2$=8.833，$P$=0.003，$OR$=2.352），见表5。

表5 经常穿高跟鞋与成年女性发生踇外翻的关系

| 分组 | 是 | 否 |
| --- | --- | --- |
| 病例组 | 71 | 32 |
| 对照组 | 50 | 53 |
| 合计 | 121 | 85 |

（2）经常穿尖头鞋与成年女性踇外翻发病的关系

病例组中有69人经常穿尖头鞋，占病例组人数的67.0%；34人无此习惯，占病例组人数的33.0%。对照组中有35人经常穿尖头鞋，占对照组人数的34.0%；68人无此习惯，占对照组人数的66.0%。单因素 $X^2$ 检验结果显示，病例组与对照组在经常穿尖头鞋方面的差异有统计学意义（$P < 0.05$）。经常穿尖头鞋是成年女性踇外翻发病的危险因素（$OR$=3.943），有此习惯的成年女性踇外翻的危险大于无此习惯的成年女性（$X^2$=22.449，$P$=0.001，$OR$=3.943），见表6。

表6 经常穿尖头鞋与成年女性踇外翻发病的关系

| 分组 | 是 | 否 |
| --- | --- | --- |
| 病例组 | 69 | 34 |
| 对照组 | 35 | 68 |
| 合计 | 104 | 102 |

养成好的穿鞋习惯对预防踇外翻非常有帮助，避免穿高跟鞋、尖头鞋或大小不合适的鞋类。

## 4. 创伤所引起的足部骨骼肌肉失衡可加重踇外翻畸形

不论是急性创伤还是慢性劳损，都会影响跖趾关节的稳定性，创伤所引起的软组织动静力失衡及脱位，会导致或者加重踇外翻畸形。其中疲劳骨折比较多见，以第二、第三跖骨为多，可单侧、双侧或多发。由于疲劳骨折的临床表现不典型，常以局部压痛、轻度肿胀或局部有肿块为主，且大部分应力骨折在骨折断端无异常活动，休息时减轻，不易引起重视，待到骨折端愈合，其长期异常应力导致足部畸形改变。

另外，像一些手术的创伤导致第一、第二跖骨颈骨折错位而形成踇外翻。近20年来由于我国显微外科的普及推广，许多医院用游离趾移植再造拇指与手指，当切除第二趾骨及第二跖骨颈后，过紧的缝合也常常使拇指发生外翻畸形。

## 5. 各类疾病都可能成为踇外翻诱发因素

多种疾病均能诱发踇外翻畸形，而临床中较为常见的类风湿性关节炎、痛风性关节炎、内分泌失常或激素水平异常等疾病是诱发踇外翻的常见病。

（1）类风湿性关节炎也会导致踇外翻畸形

类风湿性关节炎是一种系统性自身免疫疾病，伴有广泛的滑膜关节受累。足部的滑膜炎症所导致的关节破坏，关节周围软组织病变对患者日常的负重活动产生严重的影响。

早期类风湿性关节炎患者中，1/3 存在足部病变，而且呈现多部位受累：34%的跖趾关节受累，4% 的中跗关节受累，20%的踝关节受累。随着病程的进展，足部受累可增至 90%。类风湿关节前足病变主要表现在第一跖列第二～第五跖趾关节(图3)。

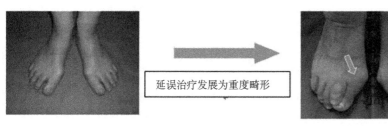

早期踇外翻　　　　　　　　　　　　　　后期踇外翻

图3　踇外翻（彩图见彩插3）

踇外翻作为类风湿性关节炎前足畸形的典型表现，其发病机制也备受关注。该发病机制包括关节面静力性稳定结构的破坏及维持关节稳定的动力型结构改变，主要表现：首先是第一跖列受累后产生跖趾关节的滑膜炎症，继而关节囊强度减弱，此时相对较强的拇内收肌牵引近节跖骨向外侧脱位，导致近节趾骨相对第一跖骨的外翻畸形；其次是类风湿性关节炎的滑膜炎症对第一跖趾关节软骨面的破坏，促使关节相邻诸骨间丧失解剖形状对合关系；第一跖趾关节不稳，类风湿性关节炎导致前足增宽，第一、第二跖骨间夹角变大，跖骨的内收使近节趾骨相对跖骨的夹角增大，从而导致踇外翻的发生。

还有可能是由于原本存在的踇外翻，近节趾骨外旋，拇长屈肌腱的走向由跖侧转为外侧，使其牵引跖趾关节屈曲的功能变为牵引近节趾骨外翻的动力源。随着肌腱炎症的发生，肌腱激惹发生挛缩，踇外翻牵引力增大，加剧了踇外翻程度。

（2）内分泌失常或激素水平异常导致踇外翻

温建民曾对 1491 例踇外翻患者进行了调查研究，有些女性出现踇外翻畸形及畸形加重与月经的初潮、妊娠及绝经等女性特殊时期有关。由于初潮、绝经及妊娠时期女性雌激素水平发生显著变化，而雌激素对骨的生长及代谢具有重要影响，所以提示女性踇外翻可能与雌激素水平有关。

（3）膝关节异常造成踇外翻

在正常情况下，髋、膝、踝关节的中点在一条直线上，这条直线即下肢的轴线。当发生膝内翻或膝外翻时，轴线发生了改变，进而引起踝关节的应力改变，久之，就会导致或促进踇外翻的发生。

（4）跖籽关节异常导致的踇外翻

跖籽关节异常导致的踇外翻常见于跖籽关节炎，是由于长时间的应力反应（如长期穿高跟鞋），或者突然暴力（运动员等），导致足底压力过载，造成跖籽关节炎症，发病倾向于内侧籽骨。

1995 年美国风湿病学会发布的临床跖籽关节炎的诊断标

准：①第一跖骨头下疼痛；②第一跖骨头下跖籽关节周围明显压痛；③跖籽研磨试验阳性；④骨关节的放射学表现：Kellgren-Lawrence 分级 ≥ 1 级。如果患者具备上述诊断标准中的①、②、④条可诊断为跖籽关节炎。温建民通过临床研究提出了踇外翻的分型标准：轻度踇外翻：HVA ＜ 25°；中度踇外翻：25°≤ HVA ＜ 35°；重度踇外翻：HVA ≥ 35°。通过统计学分析可以得出，患有跖籽关节炎的患者较正常人更易发生或加重踇外翻畸形。

## 参考文献

1. Dufour A B，Losina E，Menz H B，et al.Obesity，foot pain and foot disorders in older men and women.Obesity research & clinical practice，2017，11（4）：445-453.

2. Piqué-Vidal C，Solé M T，Antich J.Hallux valgus inheritance:pedigree research in 350 patients with bunion deformity.The Jouenal of foot and ankle surgery，2007，46（3）：149-154.

3. 温建民，桑志成，胡海威，等 . 中西医结合治疗（踇）外翻临床研究 . 中医药通报，2002（6）：7-9.

4. Hsu Y H，Liu Y，Hannan M T，et al.Genome-wide association menanalyses to identify common genetic variants associated with hallux Valgus in Caucasian and Americans.Journal of medical genetics，2015，52（11）：762-769.

5. 姜东，王继宏 . 踇外翻易感因素研究进展及其概述 . 世界最新医学信息文摘，2017，17（9）：58-60.

6. 杨评山，陈学武，潘光杰.踇外翻危险因素的病例对照研究.中国现代医生，2013，51（19）：29-31.

7. 王蓓.踇外翻病理研究进展.北京中医药大学学报，2008，3（44）：43-44.

8. 桂鉴超，顾湘杰，王黎明，等.第一跖楔关节矢状面活动范围的研究及临床意义.中华外科杂志，2005，2（43）：259-262.

9. 张永超，桑志成.第一跖骨头下籽骨的解剖及生物力学研究进展.中国骨伤，2011，1（24）：88-90.

10. 董军，宫敏，刘夏，等.自行研制扁平足筛选装置的应用研究.中国矫形外科杂志，2011，19（19）：1646-1649.

11. 王瑞霞，宋清涛.足弓垫治疗扁平足 106 例疗效观察.中国矫形外科杂志，2003，11（17）：1212-1213.

12. 吴立军，钟世镇，李义凯.扁平足第二跖纵弓疲劳损伤的生物力学机制.中华医学杂志，2004，4（12）：8-10.

13. 燕晓宇，俞光荣.获得性扁平足的基础研究进展.中国矫形外科杂志，2004，12（21）：1715-1717.

14. 姜振德.踇外翻、扁平足患者足底压力分析.长春：吉林大学，2015.

15. 桃春辉.成年女性踇外翻发病危险因素病例对照研究.长春：吉林大学，2014.

16. Wickman A M，Pinzur M S，Kadanoff R，et al.Health-related quality of life for patients with rheumatoid arthritis foot involvement.Foot Ankle Int，2004，25（1）：19-26.

17. Fuhrmann R A，Anders J O.The long-term results of resection arthroplasties of

the first metatarsophalangeal joint in rheumatoid arthritis.Int Orthop，2001，25（5）：312-316.

18. 戴号，陈雁西，徐岳林，等.拇长屈肌腱病变与类风湿性关节炎蹈外翻间的关系.西部医学，2013，25（8）：1164-1167.

19. Baan H，Drossaers-Bakkers W K，Dubbeldam R，et al.Flexor Hallucis Longus tendon in RA-patients is associated with MTP 1 damage and pes planus.BMC Musculoskelet Disord，2007，8：110.

20. 张永超.蹈外翻趾跖籽关节炎与跖骨头下疼痛及畸形程度的相关性研究.北京：中国中医科学院，2012.

21. 桑志成，温建民，钟红刚，等.正常足与蹈外翻足跖骨头下压力与足部负重比例变化的关系.中国矫形外科杂志，2003，11（7）：474-476.

（毕锴　胡巍腾）

# 姆外翻的病理

## 6. 弓弦样病理作用一旦启动，姆外翻病情将会不断加重

姆外翻并非单纯局限于第一跖趾关节的平面畸形，而是涉及足部一系列解剖和生物力学异常复杂的三维畸形。第一跖趾关节附近有 6 块肌肉，但第一跖骨头周围没有肌腱组织附着，它的稳定装置只有关节囊、侧副韧带和籽骨系统。有的学者曾提出"姆袖"概念，即包绕第一跖趾关节，并止于近节趾骨四周的 4 条足内在肌统称为"姆袖"，包括姆展肌、姆收肌、姆短屈肌、姆短伸肌，前两者是拮抗肌。当在多种病因的作用下，第一跖楔关节松弛，第一跖骨出现内翻，姆袖的力臂发生改变，造成跖趾关节的半脱位，一旦跖骨头移位，肌腱之间的平衡就会打破，原本稳定关节的肌腱就会成为促使关节脱位的力量。此时其他 2 块足外在肌，姆长屈肌和姆长伸肌的力线外移到第一跖趾关节的外侧，

像弓弦一样逐渐加大蹬外翻角。弓弦样病理作用一旦启动，就不会停止，6 条肌肉均随着跖趾关节的半脱位改变力线，尤其是随着跖籽关节的半脱位会造成第一跖骨头的旋前，进一步加大弓弦样作用，使蹬外翻发展为三维畸形，并不断加重。

## 7. 跖腱膜就像"带子"将跗骨关节"锁"在一起与第一跖趾关节特殊的解剖关系巧妙形成"绞盘"机制

绞盘可以理解为小齿轮带动大齿轮的组合，可以把力放大数倍，以便提供更大的动力。绞盘系统需要一个稳定的支点，有带子连接在绞盘上。

跖腱膜位于足底，后侧狭窄，附着于跟骨结节；向前扩大，于跖骨头处分为 5 支，分别与相应各趾的屈肌腱纤维鞘和跖趾关节侧面软组织融合。跖腱膜分为 3 部，内、外两侧部薄弱，中间部坚厚；又向深部分出两个间隔，将足底分为 3 个间隙。跖腱膜在足底犹如弓弦，有保持足弓的作用，同时保护深部的血管、神经。当载荷增加的时候，跖腱膜被拉长，以吸收足部的震荡，所有的跗骨关节通过跖腱膜的作用被"锁"在一起，如同"绞盘机"一样，稳定的支点就是第一跖趾关节，带子就是跖腱膜，后者传递应力到前足参加行走的推进。第一跖趾关节的正常活动，尤其是背屈，可以保证前足对行走的有效推动。当开始行走，足跟抬起的时候，拇跖趾关节发生背伸，其角度与足跟抬起的角度一致，跖腱膜出现紧张并产生跖屈拇指的力。跖腱膜的张力在步态周期中随着跖趾关节的背屈而逐渐增大，从背屈 $0°$ 到背屈 $45°$，跖腱膜的张力增加 1.6 倍。跖腱膜的被动作用，补充了足部肌肉的主动作用，保证足的稳定性。跖腱膜与第一跖趾关节特殊的解剖关系使它成为影响后者生物力学稳定的重要结构因素，跚外翻畸形的发生发展与负重状态下跖腱膜紧张和拇指旋前有密切关系。

临床上跖腱膜位于跟骨结节处的附着点常常因为劳损等原因出现腱膜炎，很多医生对顽固性腱膜炎常采取腱膜止点的部分切断，但是，跖腱膜的松解必然减弱 "绞盘" 机制，使传递到趾的应力减少，出现足弓塌陷，前足应力外移，跚外翻加重。有报道称，跖腱膜的切断应小于 40%，这样能较少破坏足部生物力学的稳定。

## 8. 末端结构的理论可以解释跚外翻疼痛的临床症状

跚外翻患者病程较长，从发病到住院治疗平均需要将近 20 年。跚外翻患者的主要症状是拇指第一跖骨头内侧的疼痛，经过大量、长期的临床实践发现，患者的疼痛程度不一、性质多样。发病伊始，畸形不明显时疼痛亦不重，稍微休息即可好转，不影响患者的生活和工作。当病情继续发展，跚外翻角度增大与鞋帮摩擦较多时会有一段时间出现第一跖骨头内侧严重的红肿、疼痛，需穿宽松鞋、较长时间休息后才能好转，有时患者自我局部按揉也有助于缓解症状。当病情继续发展，蹬外翻角虽然进行性增大，患者第一跖骨头内侧的疼痛程度反而有所下降，疼痛性质由定位清楚位于第一跖骨头内侧的刺痛转变成性质不明确、疼痛部位变大、涉及到拇指近端并有时向踝关节内侧放射的疼痛，部分患者很难描述清楚疼痛的性质。很多患者疼痛的程度与蹬外翻角度和病程长短无明显一致性，而受穿鞋肥瘦、持续行走距离的影响比较大。而且，除了疼痛程度出现波动，疼痛的部位也逐渐出现多元化，这说明必然存在着多个致痛部位，既往单纯应用拇囊炎理论解释蹬外翻病情变化存在许多矛盾之处。

腱或韧带在骨上附着的结构称为末端结构，末端结构因劳损而引起的组织变性改变称为末端病（enthesiopathy），末端病概念是曲绵域教授在国内首先对腱止点疾病进行研究后提出的，目前已得到国际的承认。末端病广泛发生在一般人群，如肱骨外上髁炎、髌韧带炎、止点性跟腱炎都是骨科最常见的末端病。

末端结构由主要结构和附属结构组成，前者又由五部分组成：波浪状的腱纤维带、纤维软骨带、潮线、钙化软骨带及骨。它由硬到软，由细到宽，最后通过 Sharpey 纤维（腱纤维的一种，呈斜型插入骨中）牢牢地固定于骨骼及腱侧骨膜上。腱纤维带有长梭形的腱细胞夹杂在胶原纤维中。纤维软骨带中腱纤维呈交叉走行将软骨细胞裹于其中，后者成串珠状有顺序地排列，夹杂在 Sharpey 纤维中，并由腱到骨逐渐经历了从生长、成熟到退变的过程，最后成为骨组织。潮线是钙化和非钙化骨之间的标志，在 HE 染色上看是一条蓝染、带有轻微弯曲的线，宛如潮水一样，故称潮线。电镜下对末端结构进行观察，可见肌腱胶原纤维束表面存在许多"网眼"，是缺少血管的肌腱获得营养的重要通道，网膜深层的间隙有吸收和贮存滑液的功能，对肌腱可以起到营养的作用。肌腹和腱纤维间没有真正的连续性，是一种互相间的嵌合，从形态结构观点看，为薄弱结构。可见末端结构是受力点，肌腱的血液循环较差，供血不充分常使损伤后的组织修复结果不理想，引发临床症状。

踇外翻及其相关畸形是复杂的前足疾病，在踇外翻的发病过程中，第一跖趾关节周围肌力的不平衡是重要的因素。第一跖趾关节周围有 6 组肌肉，其中踇展肌、踇收肌是互为拮抗的肌肉，且分别止于第一跖趾关节囊的内外侧。踇外翻时，踇指第一跖趾关节周围软组织不平衡，会刺激肌肉和关节囊附着于骨的末端结构，早期的牵拉会造成关节囊和踇展肌的保护性痉挛，引起踇指第一跖骨头内侧的疼痛。当病情继续发展，肌肉长期的痉挛不仅造成末端结构必然承受过大的牵拉力，出现末端病，而且会进一步使肌肉间血液循环受阻，血液回流不畅，血管通透性增强，血内大量致痛物质渗出，促进疼痛的加重，进而重新加重软组织的痉挛。长此以往，形成恶性循环，出现疼痛的反复发作和病情的逐渐加重。我们曾对踇外翻患者第一跖骨头及其上附着的第一跖趾关节内侧关节囊进行病理切片，发现腱纤维中有大量小血管增生，后者带来纤维母细胞的增生，形成杂乱的纤维结构；纤维软骨带中的纤维软骨细胞和骨向软骨细胞方向化生；潮线的弯曲度改变甚至中断；第一跖骨头内侧损伤的肌肉受力点周围发生钙化，常如同刺状，使肌腱或肌纤维附着面增宽，使受力能力增加等，以上均是损伤基础上的修复反应，符合末端病的病理学变化。拇指内侧的疼痛绝大部分来源于拇展肌附着于第一跖趾关节处的末端病。

随着蹋外翻的加重，第一跖楔关节不稳定，在拇长伸肌和拇长屈肌为主的弓弦样作用下，籽骨的逐渐脱位导致第一跖骨头出现旋前，拇短屈肌在籽骨和关节囊上的附着点也发生变化。与此同时，拇收肌牵拉第一跖趾关节外侧关节囊和近节趾骨基底的肌腱附着处，加重了关节的变形。可以推论，在持续外力的牵拉中，拇短屈肌和拇收肌的末端结构也出现如拇展肌一样的变化，导致无菌性炎症，所以患者会出现弥漫性、定位不清的疼痛。

末端结构的理论可以解释蹋外翻以疼痛为主的临床症状，蹋外翻病理发展过程中，第一跖趾关节的逐渐脱位和第一跖趾关节解剖上，存在广泛的肌腱附着点是末端病出现的前提，也提示蹋外翻的治疗一定要重视第一跖趾关节的复位，重视软组织的平衡，减少末端结构的异常受力。

## 9. 女性雌激素的代谢可能成为蹋外翻发生和加重的重要环节

禀赋，即天赋，也可以理解为天生的体质。禀赋的优劣直接影响人对疾病的易感性。踇外翻的发生有内因与外因两个方面，内因即禀赋的影响，包括遗传导致的足骨骼肌肉结构的异常，如第一跖骨圆形跖骨头、第一跖骨过长、第一跖骨内翻、扁平足、足部韧带松弛等。外因包括长期穿尖头高跟鞋、足部外伤、肥胖等。还有一些全身疾病如类风湿性关节炎、痛风性关节炎、脑瘫、中风后遗症等。外因通过内因而导致踇外翻的发病，即禀赋在踇外翻的发病中起到重要的作用。肾为先天之本，肾主骨生髓，先天肾气不足必导致筋骨不坚，关节变形。很多的踇外翻患者都有家族遗传病史，1951 年 Hardy 等在家系研究中发现踇外翻患者有遗传倾向。我们在总结和分析 1997—2004 年 1491 例踇外翻患者的家族史中发现，有 67.48% 具有遗传史，且以母系遗传为主（占 50.23%）。约有 50% 的患者在 11 ~ 20 岁时出现踇外翻，明显早于无家族史的患者。踇外翻的患者还有显著的性别倾向，女性明显高于男性，据目前统计，男女患者的比例约为1 ：20，说明性别不同，男女禀赋各异，不同的基因影响踇外翻的发病。《素问·上古天真论》曰："女子七岁肾气盛，齿更发长，二七而天癸至……三七肾气平均，故真牙生而长极……丈夫八岁肾气实，发长齿更，二八肾气盛……三八肾气平均，筋骨劲强，故真牙生而长极。"可见，女子 14 岁，男子 16 岁以后肾气逐渐旺盛，筋骨增长速度快，到了女子 21 岁，男子 24 岁之前，在肾气的逐渐强盛的促进下，筋骨不断生长而达到最后塑形完毕的状态。在此期间，肾气不足之人与禀赋足的人相比，在塑形期容易出现筋骨萎软变形，即为有姆外翻家族史的患者在此年龄段出现症状的内因。与有家族史的患者比较，无遗传史的患者出现姆外翻多在成年以后，姆外翻出现的年龄呈现散发状态。但是，据临床观察，45～55岁是女性另一个畸形出现的高发年龄，即为女子"七七"左右，为肾气衰，天癸竭的年龄，肾气衰后筋骨不坚，故无论有无禀赋不足，肾气衰竭后都易于发病。女性本身足部的韧带和肌肉不如男性，横弓容易出现塌陷，绝经后雌激素水平发生巨大变化，后者对骨的代谢有重要作用，已经证实，绝经后骨量丢失与雌激素关系密切。结合禀赋不足即肾气不足的女性患者在青春期发病多，可以推测，雌激素的代谢可能在姆外翻的发生和加重过程中是重要一环。

## 10. 姆外翻及附属组织中的炎性介质

姆外翻及附属组织主要指第一跖骨头及其附着的软组织，我们既往的研究中曾对其进行过病理学观察，发现符合末端病的病理表现，随后，在局部组织进行免疫组化时发现以上组织广泛的炎性因子浸润。第一跖骨头及其附着的软组织 HE 染色时的主要表现为：①肌腱、关节囊末端：腱细胞及其周围胶原纤维大部分丧失规律的排列，可见玻璃样变性的无结构区；②小血管团增生，小动脉壁增厚，部分管腔闭塞，小静脉内可见血液淤滞的红细胞，血管周围炎症细胞分布，以淋巴细胞为主；③肌腱末端部分软骨化：可见软骨细胞，细胞周围可见淡蓝色的细胞囊；部分病例可见假黏液囊，即组织黏液样变性后未能吸收而存在的组织；个别病例部分区域可看到神经细胞成团存在；④纤维软骨带：纤维软骨细胞未成群排列，大小不一，丧失规律性，胶原纤维排列不规整；部分区域纤维软骨带增宽；⑤潮线：失去整体上规律的波浪状形态，部分区域增宽且染色变浅；部分区域出现"双潮线"即出现两条并非平行的无明显相互关系的蓝染线条；部分区域潮线断裂，断裂区域可见成骨细胞、破骨细胞及增生的纤维细胞、成纤维细胞，使骨髓腔与纤维软骨带相通；⑥钙化软骨带：皮质骨变薄，部分可见坏死；⑦骨组织的病理学变化：皮质骨表面失去平滑的边缘，部分区域出现向松质骨方向的凹陷，形成骨吸收陷窝，陷窝内可见成骨细胞和破骨细胞，部分皮质骨软骨化、变薄，部分深层皮质骨骨陷窝内未见骨细胞，骨小梁变细、稀疏，部分骨小梁坏死。免疫组化研究时选用白介素 1（IL-1）和白介素 6（IL-6）作为研究对象，观测踇外翻患者和正常对照组第一跖骨头内侧骨赘及其上附带软组织的炎症细胞因子表达。在踇外翻第一跖骨头内侧骨赘及其上附带组织的标本中，有 94.6% 阳性细胞表达 IL-1，有 92.9% 阳性细胞表达 IL-6，同时，89.3% 的细胞同时表达 IL-1 和 IL-6，而仅有 1.8% 的细胞均不表达 IL-1 和 IL-6。在有 5 例标本的对照组中，仅有 1 例有少量 IL-1 和 IL-6 阳性细胞表达。在表达部位上，阳性表达细胞的部位主要位于关节软骨和拇展肌肌腱 – 骨交界末端结构处，其次为骨、滑膜及少量软组织。二者阳性细胞表达的部位无显著差别。

所有病例皮下组织中均未见阳性细胞表达。阳性表达细胞的种类
为软骨细胞、成纤维细胞、骨细胞、淋巴细胞和少量滑膜细胞，
IL-1 和 IL-6 表达上两者无明显差别。表达较多的细胞是软骨细
胞和成纤维细胞，其次是骨细胞和淋巴细胞，滑膜细胞阳性表达
最少。免疫组化层次的研究进一步表明拇展肌的末端病和第一跖
趾关节骨性关节炎是导致蹈外翻疼痛和畸形形成发展的重要内在
因素，IL-1 和 IL-6 是在蹈外翻的病因、病理等方面起重要作用
的细胞因子。

# 踇外翻的检查

## *11.* 踇外翻相关角度的测量与意义

（1）踇外翻角（hallux valgus angle，HVA）

踇外翻角指第一跖骨轴线与第一趾近节趾骨轴线间所成的锐角，一般认为其正常值＜15°。负重位与非负重位均可测量，多数学者认为踇外翻患者的 HVA 无明显差异（图 4）。

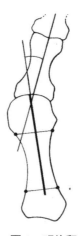

图 4　踇外翻角

（2）第一、第二跖骨间角（inter-metatarsal angle，IMA）

第一跖骨轴线与第二跖骨轴线相交的锐角，正常情况下 < 9°。IMA 直接反映了第一跖骨内翻的程度。姆外翻患者负重位 IMA 较非负重位可明显增大，有学者认为负重位下 IMA 大小反映了姆外翻畸形程度（图 5）。

在定义跖骨轴线上存在以下几种不同的观点：

①跖骨轴线由骨的远、近端干骺交接部连线的中点连接并延长而成；②在两个平面上均分跖骨干，然后连接两点并延长所形成的直线代表该跖骨轴线；③跖骨头关节面中点和跖骨近端关节面中点的连线代表该跖骨轴；④跖骨头的中心点和跖骨基底的中心点的连线代表该跖骨轴；⑤跖骨头的中心点和跖骨近端轴的中心点连线代表该跖骨轴。

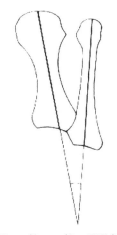

图 5 第一、第二跖骨间角

（3）第一、第五跖骨间角（inter-metatarsal 1-5，IM 1-5）

第一、第五跖骨间角指第一跖骨、第五跖骨中轴线间的夹角。通过对负重、非负重位下 IM 1-5 的测量可评价蹋外翻足底松弛程度。

（4）拇指趾骨间角（IPA）

拇指近节趾骨轴线和远节趾骨轴线的交角，正常情况下＜8°。此角异常增大时反映远节趾骨基底和近节趾骨的异常（图6）。

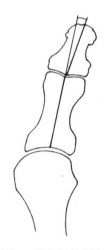

图6　拇指趾骨间角

（5）近端关节面固定角（proximal articular set angle，PASA）

即第一跖骨远端关节面倾斜角。指第一跖骨纵轴与远端关节面的垂线间的夹角，正常值 0°～8°。可评估第一跖骨头关节面横向偏移的程度（图7）。

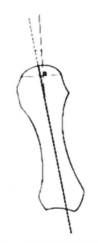

图 7　近端关节面固定角

（6）远端关节面固定角（distal articular set angle，DASA）

即第一趾骨近端关节面倾斜角。指第一近节趾骨纵轴与其近端关节面垂线间的夹角，正常值 0°～8°（图 8）。

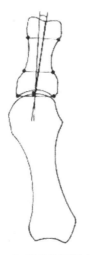

图 8　远端关节面固定角

（7）第一、第二跖骨长度差

从第一、第二跖骨头的顶点分别做垂线，两条垂线之间的距离为第一、第二跖骨长度差（图9）。

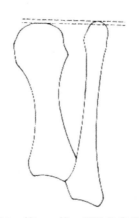

图9 第一、第二跖骨长度差

（8）第一、第二跖骨相对远端长度差

以第一、第二跖骨纵轴线相交点为中心，分别以第一、第二跖骨远端关节面画弧线，两弧线的间距为第一、第二跖骨相对远端长度差。常用于术前评估第一跖骨、第二跖骨长度关系，正常情况下第二跖骨比第一跖骨略长 2 mm。

（9）跖内收角

跖内收角为第二跖骨中轴线与中间楔骨中轴线所成夹角，正常值为≤ 15°，它反映了中足跖骨间的临近关系。

（10）籽骨位置的测量

籽骨是第一跖列重要的组成部分，分为内侧和外侧籽骨，部分籽骨存在变异，如二分籽骨或籽骨缺如。籽骨位置不但可以反映屈拇肌腱的位置，也可间接反映第一跖趾关节周围软组织力量的平衡情况。

评价籽骨位置应结合足负重正位、籽骨轴位 X 线片来共同进行。在足负重正位上，籽骨位置可根据胫侧籽骨相对于第一跖骨干纵轴线的位置关系，分为 7 级。1 级：胫侧籽骨位于第一跖骨中轴线内侧且不与其接触；2 级：胫侧籽骨的外侧缘刚好与第一跖骨的中轴线接触；3 级：胫侧籽骨的位置介于 2 级与 4 级之间；4 级：胫侧籽骨刚好被第一跖骨的中轴线平分；5 级：胫侧籽骨的位置介于 4 级与 6 级之间；6 级：胫侧籽骨的内侧缘刚好与第一跖骨的中轴线接触；7 级：胫侧籽骨位于第一跖骨中轴线外侧且不与其接触。正常足籽骨位置不超过 3 级。

而在籽骨轴位 X 线片上，有两种测量方法：

①由两侧籽骨沟最凹点做连线，通过籽骨嵴顶点向上述连线做垂直线。根据胫侧籽骨相对于籽骨嵴的位置关系，将籽骨位置分为 7 级。1 级：胫侧籽骨位于籽骨嵴垂直线的内侧且不与其接触；2 级：胫侧籽骨的外侧缘刚好与籽骨嵴垂直线接触；3 级：胫侧籽骨的位置介于 2 级与 4 级之间；4 级：胫侧籽骨刚好被籽骨嵴垂直线平分；5 级：胫侧籽骨的位置介于 4 级与 6 级之间；6 级：胫侧籽骨的内侧缘刚好与籽骨嵴垂直线接触；7 级：胫侧籽骨位于籽骨嵴垂直线的外侧且不与其接触。

②根据籽骨和籽骨嵴的位置关系可分为 A、B、C 3 级。A

级：籽骨位置正常；B级：踇外翻早期，籽骨位置尚正常，但跖骨头有旋转；C级：踇外翻晚期，籽骨相对于跖骨头脱位，跖骨头跖侧骨嵴被磨平。但在此角度上，只能看出籽骨位置正常与脱位两种情况，无法准确反映跖骨头的旋转情况，实用性不大。

（11）第一跖趾关节适合性

第一跖趾关节适合性指分别做第一跖趾关节跖骨远端关节面内、外侧缘的连线和近节趾骨近端关节面内、外侧缘的连线，根据两条关节面连线的相对关系来评价关节适合性，可分为3种关系。有以下两种观点：

①若两条线平行，则称为关节适合；若不平行，交点交于关节之外，称关节不适合；若不平行，而交点交于关节之内，称为关节半脱位（图10）。

②两线平行即为关节无异常，如果两线相交在关节外，称为关节半脱位，如果两线相交在关节内，称为关节脱位。

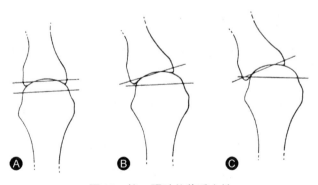

图10 第一跖趾关节适合性

注：A：关节适合；B：关节不适合；C：关节半脱位

（12）第一跖骨远端关节面形态与踇外翻的关系

①圆形，最易发展成为踇外翻，也最易复位。②方形。③中央嵴形，相对来说更易发展为拇指僵硬及活动受限。

（13）足纵弓的测量

足纵弓分为内侧纵弓和外侧纵弓。内侧足纵弓由跟骨、距骨、足舟骨、楔骨及内侧 3 块跖骨组成；外侧足纵弓由跟骨、骰骨及外侧 2 块跖骨组成。

1）内侧纵弓

①内弓顶角：距骨头最低点与跟骨最低点、第一跖骨头最低点连线的夹角，平均 122°。②前弓角：第一跖骨头最低点与第一跖楔关节最低点和跟骨最低点连线的交角。前弓角代表了内侧足纵弓的前部。③距骨相对高度：距骨头最低点至跟骨最低点与第一跖骨头最低点连线的垂直距离，除以足的去趾长度。

有学者通过测量内弓顶角、前弓角、距骨相对高度评估内侧纵弓，发现在踇外翻患者中内侧足纵弓存在一定程度的塌陷，这与外翻畸形有一定的相关性。

2）外侧纵弓：跟骨最低点与跟骰关节最低点连线，和跟骰关节最低点与第五跖骨头最低点连线之夹角，平均 140°。

3）后足弓：跟骨结节最低点与第五跖骨头最低点的连线和与跟骰关节最低点连线所形成的向前开放的角，约 25°。

4）前足弓：第一跖骨头最低点与距骨头最低点的连线和与

跟骨结节最低点连线相交形成的向后开放的角，约13°。

（14）足横弓

足横弓是5个跖骨和2个籽骨构成的向前、向上的拱形结构。

1）第一、第五跖骨远端最大横向距离：指第一、第五跖骨远端最宽处横向连线分别与第一、第五跖骨中线交点间的距离。若变宽则提示有横弓塌陷的可能。

2）跖骨头到足底的距离：在轴位片上建立二维坐标系，沿足底与地面接触缘画一条直线作为 X 轴，通过第二跖骨头最低点而垂直于 X 轴的为 Y 轴，测量各跖骨头最低点和胫腓籽骨最低点到 X 轴的距离来了解横弓性质。测得该距离越短说明横弓塌陷越明显。

## *12.* 踇外翻的摄片技巧

（1）非负重位 X 线检查

1）足正位片：患者取坐位，被检侧膝关节屈曲，足底部紧靠暗盒，第三跖骨底置于胶片中心，中心线对准第三跖骨底向头侧倾斜15°角投照。足正位片为踇外翻最基本的摄片检查，可用于测量踇外翻角、跖骨间角、拇指趾骨间角等许多角度。

2）足侧位片：患者侧卧或坐于摄影床上，被检下肢腓侧靠近台面，被检足外侧缘紧靠暗盒，膝部稍屈曲，并用沙袋垫高，足部摆成标准侧位，中心线对准足部中点，垂直入射。可以显示足全长，对评价足纵弓非常重要。

3）足内斜位片：患者仰卧摄影台，对侧下肢伸直，被检侧膝部稍弯，足底部紧贴暗盒，然后让整个下肢内倾，投照中心在第三跖骨底。可以显示所有足骨和各关节内斜位像。

4）足外斜位片：患者仰卧摄影台，对侧下肢伸直，被检侧膝部稍弯，足底部紧贴暗盒，然后让整个下肢外倾，使足底与暗盒成30°～45°角，投照中心在第二跖骨底。对第一和第二跖骨与第一和第二楔骨的关节间隙显影尤为清晰（图11）。

5）足趾正位片：患者坐于摄影台上，被检侧膝部弯曲，足底紧靠暗盒。投照中点位于第三跖趾关节（图12）。

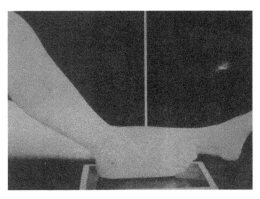
图11　足外斜位片摄片方法

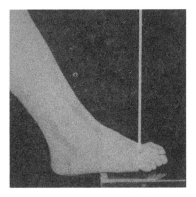
图12　足趾正位片拍摄方法

6）足趾侧位片：应用牙片。患者侧卧摄影台上，将牙片放置于需要摄的足趾下方，将其上方的趾用绷带帮助弯曲错开。投照中心为各个趾骨中点（图13）。

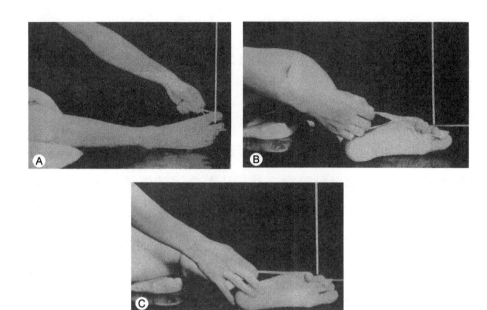

**图 13　足趾侧位片摄片方法**

注：A：方法 1；B：方法 2；C：方法 3

7）足趾内斜位片：患者坐于摄影台上，双膝部弯曲，足底紧靠暗盒。然后将被检测下肢向内倾斜，使足底与暗盒成约 35°～45°角，投照中点位于第三跖骨头。可以显示全部趾骨和跖骨头的内倾斜位影像（图 14）。

8）拇指侧位片：患者侧卧摄影台上，膝关节用沙袋垫高，拇指与暗盒垂直，其余各趾向足底弯曲，与拇指错开。可以显示拇指跖骨头和趾骨的侧位影像（图 15）。

9）籽骨轴位片：患者俯卧摄影台上，踝前沙袋垫高，跖趾关节极度背屈，向前屈膝并使足跟前移，X 线束垂直于底片，聚焦于第一跖趾关节。可以评价籽骨和跖骨关节的情况（图 16）。

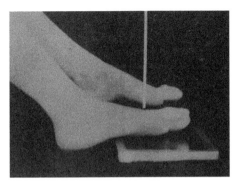

图 14 足趾内斜位片摄片方法

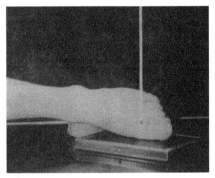

图 15 拇指侧位片摄片方法

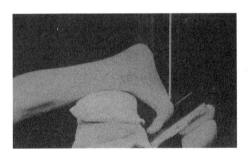

图 16 籽骨轴位片摄片方法

(2) 负重位 X 线检查

1) 负重正位片：患者伸膝站在底片盒上，腿垂直于地面。X 线束向头侧与垂线成 15°角投照，投照中心在第三跖骨底，如摄双侧聚焦在双足之间的跗跖关节水平。可以很好的显示和观察前中足各关节，用于测量蹋外翻角，跖骨间角和怀疑跗跖关节病变的检查。

2) 负重侧位片：患者站立，双足并拢，将底片盒置于双足之间内踝侧，投照中点位于第五跖骨基底稍上方。可以显示足全长，对评价足纵弓非常重要。注意站立时双足平均分配体重，而且，注意踝和膝关节的屈曲角度变化，因为这些都影响内侧纵弓的变化（图 17）。

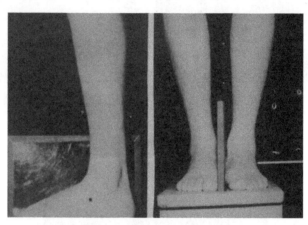

图 17　负重侧位片摄片方法

3）负重斜位片：患者站在底片盒上，X 线束向内呈 15°角，投照中点在第三跖骨底。可以清楚地显示第二、第三跖跗关节，第五跖骨基底。

## 13. 踇外翻的临床检查不容忽视

（1）问诊

1）病史、发病年龄与病情加重年龄：询问患者何时发现踇外翻畸形及伴随症状，如局部红、肿、疼痛，是否伴随其他症状，如胼胝体、锤状趾、小趾内翻等；以及畸形及伴随症状加重的时间。

2）家族史：询问患者家族成员是否患有此病，并记录发病的家庭成员，必要时填写蹬外翻家族史图谱。

3）发病原因：询问患者患足是否有外伤史，患者是否同时患有其他疾病（风湿、类风湿、痛风、糖尿病等），上述原因是否是造成蹬外翻的直接或间接原因。

4）诊疗经过：询问是否经过保守治疗，如调整穿鞋方式、使用矫形器具、药物治疗等，以及蹬外翻手术史，如曾手术，并确证曾实施的手术术式。

5）疼痛

蹬外翻患者常因拇指疼痛和外翻畸形就诊。约有70%蹬外翻患者合并有疼痛，需要问明疼痛部位、严重程度、缓解方式、有无放射痛和外侧足趾疼痛情况等；穿鞋情况及疼痛与穿鞋之间的关系。值得注意的是蹬外翻畸形的严重程度与疼痛症状并不成正比，畸形严重者也可无明显疼痛，故治疗的目的不单纯是矫正畸形，同时包括解除患者静止和行走时的疼痛。

（2）视诊

1）拇指位置：正常情况下拇指维持于中立位，可有轻度的生理性外翻（一般认为在15°以内）。若拇指向足的胫侧过度倾斜为蹬内翻，向足的腓侧倾斜过度，超过正常生理性外翻角度为蹬外翻，可同时伴有拇指的旋前畸形。

2）足部畸形：检查患足是否有扁平足、高弓足、马蹄足、内翻足、扇形足等足部畸形，以及是否合并锤状趾、叠趾、小趾内翻等畸形。

3）胼胝体：检查患足是否患有胼胝体，并确认胼胝体位置，是否伴有局部疼痛。

4）步态：观察患者行走时的步态，确认是否是正常步态，是否跛行，是否靠支具辅助行走。

（3）触诊

1）压痛：包括拇指、第一跖趾关节、跖籽关节、第一跖楔关节、前足跖骨头下、胼胝体、鸡眼等，压痛点可提示病变部位。需注意压痛系局限性或牵涉至其他区域，或向一定的神经分布区放射。

2）关节紧张度：检查者用手指纠正患者踇外翻畸形，如果拇指不能轻易纠正到正常位置，提示第一跖趾关节外侧关节囊及拇收肌挛缩紧张。

（4）动诊和量诊

1）第一跖趾关节：包括背伸、跖屈角度。第一跖趾关节被动最大背伸 65°～75°，跖屈 15°以上。患者最大主动跖屈与背伸，二者所成的夹角，正常可达 40°，踇外翻患者踇僵硬时活动范围可明显缩小。

2）趾间关节：拇指趾间关节正常背伸为 0°，跖屈为40°。其他趾间关节的活动度临床使用不多，可不必详记，但若有锤状趾、槌状趾等伴随关节活动障碍者，需记录其关节活动度。

（5）特殊检查

1）跖籽关节研磨试验：被动内、外、上、下使籽骨与跖骨头摩擦，活动受限且摩擦时疼痛为阳性，提示跖籽关节病变（跖籽关节炎）。

2）跖趾关节抽屉试验：分别用两手抓住跖趾关节的两侧趾骨，试图向背侧使其脱位，如果有疼痛或过度移位提示跖趾关节不稳定。

3）足印测量：将患者两足跖面擦上白粉，令其在地面行走，印在地面的足迹为足印，通过对足印的测量可以对负重和非负重下足弓情况进行评估。

正常足弓所印足迹如月牙形，内侧缺损；平足的足印底几乎完全着地，甚至还向内侧突出；高弓足的足印前后断开，或仅有少部分相连。

（6）肌力检查

包括胫骨前肌、胫骨后肌、拇背伸肌、趾背伸肌、拇屈肌、趾屈肌、腓骨长短肌等肌力。需要注意的是，有些患者可合并腰椎疾病，如腰椎间盘突出症、腰椎管狭窄、先天性脊椎裂等，由于神经根受压导致相应肌力下降，需详细区分，必要时配合腰部检查。

## *14.* 步态测试的方法与意义

（1）足印技术

早期获得负荷下足底压力分配的方法主要是通过足印技术。直接足印法即足踩在可变形的介质（如泥土、石膏、黏土等）或足印垫上，这种方法获得的结果是定性的，其局限在于测试结果仅是足的外形，而不是负荷下的准确压力。

（2）测力板测试技术

最常用的是三维测力板系统。将传感器置一平板内，当台面受压后，引起传感器输出的变化。利用 A/D 转换将三维测力板、关节转角测定仪与微机连接，形成步态分析微机处理系统，再通过软件，对步态信息进行自动采集、储存、定量分析并打印。可以测出足部各个位置的分力。

（3）压力鞋与鞋垫测试技术

压力鞋或鞋垫测试装置的传感器主要以电容式、压敏电阻器、压电式或磁限制式装置为基础，可能使用不连续的或者矩阵式传感器。可以实时测量连续的步态压力分布，并通过计算机进行数据处理分析。

（4）步态测试分析系统

随着新型传感器技术的压力测量仪器的发展与计算机技术的广泛应用，足底压力测量技术不断发展成熟，指标也逐步丰富，测量的精度也随之提高。

步态测试分析系统是利用生物力学的概念、处理手段和已知的人体解剖学、生理学知识，借助现代计算机技术和图形图像处理技术，对人体行走的功能状态进行对比分析的研究方法。主要配置由动力学的多维测力台、分布的压力、电子跑道组成，生理学的表面肌电采集分析系统及运动学的三维影像分析系统组成。步态分析系统具有安全、无创、可靠、精度高等优点。可对行进中的各种参数进行适时采集和处理（如压力时间积分、压力中心的飘移速率、足底各区的压力分布、各关节点在空间的坐标位置等），计算分析反映人体步态特点的特征参数（如关节角度、质心位移、肌肉产生的内力矩及肌肉功率等），能够反映人体站立、行走时足部各支撑点的应力分布，实现对人体运动功能的定量分析。步态测试分析系统可为蹈外翻患者的功能康复、疗效评定和手术后效果鉴定提供客观评价。

# 踇外翻的诊断

## *15.* 目前常用踇外翻的诊断与分型

（1）参照《实用骨科学》制定的诊断标准，即外观踇外展外翻畸形，可有拇囊处红、肿、疼痛，穿鞋行走受限。伴或不伴有足底胼胝体、锤状趾等相关病症。X 线示：踇外翻角（HVA）＞15°，第一、第二跖骨间角（IMA）＞9°。

（2）根据 X 线测量结果及临床表现确立分度，并将踇外翻畸形分为三度（轻度、中度、重度）：

轻度：踇外翻角（HVA）＜25°或（和）第一、第二跖骨间角（IMA）＜13°。拇指跖趾关节对合欠佳，拇囊处疼痛。

中度：踇外翻角（HVA）25°～35°，或（和）第一、第二跖骨间角（IMA）13°～16°。拇指跖趾关节半脱位，可伴有跖骨头下胼胝体疼痛、锤状趾畸形等。

重度：踇外翻角（HVA）＞35°，或（和）第一、第二跖骨间角（IMA）> 16°。拇指跖趾关节脱位，可伴有其余跖趾关节脱位，伴跖骨头下胼胝体疼痛、锤状趾、叠趾畸形等。

（3）其他分度（表7）

表7 Palladino 分期

| 分期 | HVA | IMA | 第一跖趾关节 |
|---|---|---|---|
| Ⅰ期 | 正常 | 正常 | 关系正常 |
| Ⅱ期 | 不正常 | 正常 | 偏斜 |
| Ⅲ期 | 不正常 | 不正常 | 偏斜 |
| Ⅳ期 | 不正常 | 不正常 | 半脱位 |

（4）Mann 分度

轻度，第一跖骨头内侧突出并有疼痛。HVA < 30°，一部分畸形可由趾间关节外翻引起，跖趾关节匹配，IMA 通常 < 13°，胫侧籽骨一般位于正常位置或有轻度移位。

中度，拇指外偏挤压第二趾，拇指一般有旋前畸形，HVA 30° ~ 40°，IMA 13° ~ 16°，胫侧籽骨有明显脱位。

重度，拇指外偏挤压第二趾形成骑跨趾，拇指有中重度旋前畸形，HVA > 40°，IMA > 16°，第二跖骨头下形成转移性跖骨痛。胫侧籽骨脱位于跖骨头腓侧缘外。

# 跗外翻的保守治疗仅仅只能延缓疾病的发展

## *16.* 保守治疗无法根治跗外翻

    跗外翻作为一种前足畸形，除遗传因素导致外，后天因素也起到非常重要的作用，可以加速或加重畸形的发展，手术治疗是跗外翻主要的治疗方法。但是，很多患者由于各种原因不愿采取手术治疗，那么除手术治疗方法外，保守治疗会有效吗？

    回答是否定的。跗外翻畸形是指拇指偏离中线，向外倾斜大于正常生理性跗外翻角度的状态。当您对跗外翻这种疾病有了初步的认识以后，一定会想这种疾病可以进行预防和治疗吗？跗外翻畸形一旦发生后，局部肌力失衡形成恶性循环，难以自行矫正。畸形形成后，可在拇指跖趾关节内侧骨性凸起处形成疼痛性滑囊即拇囊炎，影响穿鞋和行走；经常伴有其余足趾的畸形和症状，如扁平足、锤状趾、跖痛症等。

因此，严格地讲，一旦这种疾病形成，其他措施只能延缓疾病的发展，最根本的治疗还是采用手术方法。目前，针对这种疾病的手术方法大约有二百多种。中西医结合治疗蹞外翻及相关畸形的新方法，区别于传统手术方法，不做大切口及内固定，采用中医手法及外固定理念，使蹞外翻治疗简便有效。获 2001 年北京市科学技术进步二等奖，2002 年国家科学技术进步二等奖。

当然，蹞外翻早期发病时，可采用一定的矫正支具来减缓疾病的加重。此外，除延缓畸形的发展外，适当的保守治疗还有助于减轻症状和避免蹞外翻畸形并发症的产生。但是，保守治疗不能解决根本问题。

## *17.* 常用蹞外翻保守治疗的方法

蹞外翻的保守治疗方法首先在于预防意识。蹞外翻的预防对于延缓其发生和发展是非常重要的。

蹞外翻是临床的常见病，发病率很高，特别是女性，在国外有些国家可高达 50%，我国近年来穿高跟鞋的女性增多，其发病率呈上升的趋势。生活中，选择合适的鞋非常重要，在选用鞋时以鞋头平宽的为好，鞋跟不宜太高，另外根据自己的足弓情况选择有内支撑作用的鞋。对职场女性而言，除必要场合，应减少穿高跟鞋的机会。尤其不要穿高跟尖头鞋进行长时间行走或运动等。

对于有跚外翻倾向和早期的跚外翻暂不行手术治疗的患者，可以采取保守治疗。

保守治疗主要有三个方面：

（1）穿鞋的选择与注意事项

有研究表明，除遗传因素以外，尖头高跟鞋是产生跚外翻主要原因之一。对于有跚外翻倾向的人群，尤其是职场女性朋友，由于美观和工作需要长时间穿着，很容易诱发畸形。因此，应尽量减少穿高跟尖头鞋的机会和时间。平时生活中应主要选择宽口、软底、低跟的穿着舒适的鞋，使足趾有一定的活动空间，减少挤压。对于已经出现轻度畸形的患者朋友，合适的穿鞋有助于减少畸形突出部位的摩擦，减少拇囊炎的发生。目前，市场上许多鞋的设计已经越来越符合人体解剖生理特点，大家可以根据自己足部特点选择使用，可以减轻跚外翻畸形及并发症的症状，延缓并发症的出现或加重。

（2）各种支具及其他辅助器具

关于支具和其他辅助器具，市场上销售的有很多，一般有拇囊垫、分趾垫或袜、跚外翻矫正带、趾套、前足跖骨垫、足垫或者矫形鞋等。拇囊垫、分趾垫、趾套、前足跖骨垫等一般都是由硅胶材料制成。

拇囊垫用于跚外翻拇指内侧骨突部位，防止穿鞋时的摩擦，有助于减轻拇指内侧疼痛和防止拇囊炎的发生。

分趾垫主要用于跚外翻畸形伴随出现的足趾外翻畸形、骑跨趾或叠趾等，主要放置于一、二趾间或其他足趾趾间，有助于减轻症状或防止畸形进一步加重。

拇外翻矫正带分为日用、夜用型，主要借助一些矫形器械对抗外翻肌肉的力量，被动将拇外翻畸形维持在矫正的位置，有助于延缓畸形的发展。

趾套主要用于拇外翻畸形并发锤状趾或骨突等引起的局部胼胝体疼痛，有助于减轻症状。

前足跖骨垫主要用于拇外翻畸形出现前足横弓塌陷等引起的跖痛症症状，有助于维持前足横弓，减轻前足底疼痛症状。

足垫主要用于拇外翻畸形时并发平足等足底疼痛情况，包括前足跖骨垫、纵弓垫、跟骨垫等，可以根据具体情况或足部压力测试情况选用。

矫形鞋可以根据患者的具体情况和足部测试，将鞋和足垫结合，达到穿着舒适，缓解症状的目的。

当然，这些支具作用有限，并不能根治拇外翻畸形；但是对于症状轻微或者暂不考虑手术治疗的患者，合理选择使用可以改善症状，尤其是对于暂时没有时间做手术的患者，可以选择应用。

（3）锻炼

对于拇外翻患者来说，锻炼并不能够改变和纠正畸形，其主要的目的是加强足底肌肉力量，延缓和避免拇外翻及相关并发症带来的损害。

足肌训练，包括足部内外肌，可以采取足趾跖屈背伸、在沙土地赤足行走等，对于畸形明显且足部症状严重的患者，过度行走或运动会加剧病情的发展。合理的锻炼和运动对于早期踇外翻患者可以预防并发症的发生，对已经患有胼胝体、扁平足或跟痛症等疾病的患者，运动的同时使用跖骨垫、平足垫或跟骨垫等，可以起到更好效果。

其他锻炼方法：包括足部踩球、足趾抓物、将拇指向内侧掰动、拇指套橡皮带做对抗牵拉的动作、或足趾做分离动作等。

（4）其他

除以上保守治疗方法外，当患者出现踇外翻畸形引起的拇囊炎疼痛、拇内侧皮神经炎、跖痛症或者其他足部症状到医院就诊时，医生可能也会根据其疾病症状等，给予药物口服或外用、中药外洗、理疗、封闭等治疗来控制和缓解症状，这些都是保守治疗的方法。

许多患者长期受到踇外翻疾病的困扰，不能参加社交活动，甚至行走也出现困难，给生活带来极大的不便，有的患者由于美观的原因，甚至出现自卑感。当以上保守治疗无效且不能耐受畸形及疼痛症状时，可以采取手术治疗，这是最有效的治疗方法。目前，通过手术的方法矫正畸形疗效确切，术后不仅可以自由选择想穿的鞋子，并且可以恢复正常的工作，重新能够活跃在社交场所了。

## *18.* 常用中医疗法治疗姆外翻

研究表明姆外翻发生和发展的病理因素，是由于各种原因导致的拇指关节肌力平衡丧失的结果。由于拇指关节的吊篮样结构，失衡的弓弦作用加剧拇指跖趾关节的旋转、脱位等病理变化，继而引起足部其他结构改变和并发症的出现

根据姆外翻的研究结果，中医也认为内侧为阴，外侧为阳；背侧为阳，跖侧为阴。在姆外翻发生时是内、外、背、跖的肌腱肌力阴阳失衡。正常足，内侧（阴）的拇展肌与外侧（阳）的拇内收肌应阴阳平衡；当姆外翻时，外侧（阳）拇内收肌的力量超过内侧（阴）拇展肌时，拇指向外撇，阳性肌力（拇内收肌）继续向外拉，可减少阴性的拇展肌内收的作用，而变成外展拇指的作用，此时，从阴阳学说来讲属于阳盛（拇内收肌力紧张）阴弱（拇展肌力松弛）。同理，拇长、短伸肌（阳）和拇长、短屈肌（阴），在生理情况下保持了平衡，使拇指屈伸功能正常。当姆外翻时，这一对背侧、跖侧的肌腱阴阳失衡时，变成一起向外侧（阳的方面）转化，牵拉拇指向外，加重姆外翻的形成。

通过以上分析，我们可以清晰地认识到，早期的姆外翻畸形仅仅为轻度的失衡，症状可能不明显或者对足部解剖结构影响不大。但是，后期的姆外翻畸形病理变化明显，治疗必须纠正其病理变化，重新恢复拇指关节的解剖和平衡。由于姆外翻发展的后期往往出现解剖结构的改变和明显的失衡，因此往往需要手术

治疗。

对于暂不手术治疗的踇外翻及相关畸形，中医的"未病先防、既病防变"在保守治疗中具有很好的指导意义，未病先防的措施前面已有说明。那么，中医疗法在保守治疗中有哪些应用呢？其实，中医疗法在踇外翻保守治疗的作用不是纠正畸形，主要是针对畸形产生的症状。

（1）中药外用

当踇外翻畸形出现拇囊炎或者其他足部畸形引起的前足疼痛等症状时，可以采用中药外用治疗以活血化瘀、消肿利水、通络止痛等，包括中草药、药膏等外洗、外敷、涂抹等，有助于缓解症状。

（2）手法治疗

踇外翻畸形长时间出现后，往往出现一些关节周围关节囊、肌腱等的挛缩，可能会出现畸形加重或者疼痛，通过手法可以缓解软组织的紧张，改善局部症状，延缓畸形的加重。

（3）局部注射或针刀治疗

此外，对于局部疼痛明显患者，在适应证明确的情况下，可以采用局部中药穴位注射、封闭治疗、关节腔注射或者针刀松解术等进行治疗。

# 手术治疗是踇外翻主要的治疗方法

## *19.* 国内外常用手术方法

（1）远端软组织重建手术

远端软组织重建手术适应证，Coughlin 在文章中描述该手术适用于第一跖趾关节半脱位（关节不匹配）、HVA < 30°、IMA < 15° 的患者。《坎贝尔骨科手术学》中建议应选择 HVA 在 15°～25°，IMA < 13° 的患者。这两种标准差异并不大，可能基于有些作者对畸形严重程度的划分不一致。同时，许多文献提到第一跖楔关节应有足够的活动度，才能保证这种远端软组织术后矫正的效果持久。但如果 X 线显示第一跖楔关节内侧"打开书本样"变化，则提示有不匹配活动、外侧撞击、骨支撑丧失及内侧关节囊弹簧样牵拉，这样的患者更适合截骨术。

（2）第一跖骨头颈截骨术

许多医生都对这一部位的手术方法进行了描述，他们根据自己的经验和观点，在具体截骨位置、方式、关节囊缝合、内固定技术及术后护理等方面做了许多改进，一方面，极大地丰富了手术种类，使临床医师可以根据具体情况灵活选择手术方案；另一方面，这些改进处处闪现着研究者们智慧的光芒，不断启发后来的研究者开拓思路，取得更大的成绩。这里针对最有代表性的几种术式进行探讨：

1）Reverdin 手术

1881 年，由于对 Heuter 跖骨头切除术的效果不满意，Reverdin 首次报道这种基底朝向内侧的关节囊内跖骨头闭合楔形截骨术。1884 年 Barker 显然不知道 Reverdin 术式的情况下，进行了类似的手术，但他没有行骨赘的切除术或截骨的缝合固定。此后近百年中，这一术式一直因为不能矫正跖骨的原发性内翻或可能引起跖骨内翻加重、畸形复发，而受到批评和冷落，直至1970 年 Flmk 和 Wells 报道了对 76 例足采用了 Reverdin 手术的回顾性研究，随后又报道了对 166 例足的前瞻性研究，他们认为此手术在解除疼痛、保持矫正效果和患者满意率方面均非常好。Gerbert 认为，Reverdin 手术的优点是减小了不正常的 DMAA（跖骨远端关节面角），由于有大的干骺端面积，因而提供了最大的愈合机会，可用于骨骺愈合前的儿童。缺点是截骨时有损伤跖籽关节的危险，IMA 很小，不能矫正矢状面上的畸形。1996 年，我国温建民等也报道了改良 Reverdin 手术治疗踇外翻。

手术主要步骤：①皮肤与关节囊切开；②内侧突起切除；③

跖骨头楔形截骨；④关节囊重叠缝合。Reverdin 最初用肠线固定截骨端，也可用克氏针固定以加强断端的稳定。

术后处理：在足内侧用加垫的压舌板夹板固定，使拇指处于矫正位置。夹板固定 3 周，期间不能负重。然后可穿宽松的拖鞋，在能忍受的程度内负重行走，直到患足肿胀消退为止。

2）Hohmann 手术

1921 年 Hohmann 报道。首先在跖骨颈做横形截骨，然后在跖骨上切除梯形骨质。梯形的内侧基底宽于外侧，这使得向外偏斜的跖骨头关节软骨面反旋。这种手术可以有效纠正异常增大的 DMAA，但是跖骨短缩及截骨远端稳定性差成为阻碍该术式推广的主要障碍。

3）Peabody 手术

1931 年，Peabody 提出了一种保持外侧骨皮质完整的第一跖骨颈楔形截骨术。他承认这种手术与 Reverdin 及 Hohmann 技术相似；但是，他提出该术式由于保留有生命力的软组织及血液供应使得截骨端更稳定且更易于愈合。尽管 Peabody 手术提出了一些有益的观点，但它不能作为蹞外展外翻现代治疗的主要方法。其他技术可完成相似的，甚至更好的治疗，且手术危险性及并发症更少。

4）Mitchell 手术

Mitchell 拇囊肿切除术是经典的横断矫形截骨手术。Coughlin 提出这种跖骨远端的横形或斜形截骨手术适用于中度蹞外翻伴跖趾关节半脱位的患者，即 HVA ＜ 35°，IMA ＜ 15°。如果伴有 DMAA ＜ 15°的匹配关节时，仍可考虑此手术。此手术不适用于跗外翻伴发退行性跖趾关节炎的患者，或者第一跖骨较短的患者，或者术前已经有外侧跖骨头下疼痛的患者，以及跗外翻伴有 DMAA 15°的匹配关节的患者。

跖骨短缩是该手术术后出现的主要并发症，并可能导致转移性跖骨头下疼痛。足外侧转移性跖骨头下疼痛和胼胝体的形成最常见的并发症。

5）Wilson 手术

Wilson 介绍了一种第一跖骨颈斜形截骨术，用以矫正第一跖骨内收及跗外展外翻畸形。该手术操作原理与 Mitchell 手术非常相似，但是斜形截骨线使得过度短缩及转移性跖骨头下疼痛成为其主要弊病。

6）跖骨远端 V 形截骨术（Chevron 手术）

这种跖骨远端 V 形截骨手术是对 Mitchell 手术的一种改良，又叫 Austin 手术，用于矫正伴有轻中度第一跖骨原发内翻的拇囊炎。和跖骨颈截骨术（包括 Mitchell 术式及其改良方法）相比 V 形截骨术有以下好处：经骨松质截骨，不短缩跖骨，稳定性好。

跖骨远端 V 形截骨术适用于轻度及部分中度的跗外翻（即 HVA ＜ 30°，IMA ＜ 13°），并伴有第一跖趾关节半脱位。由于这种手术不影响关节面的咬合，而是获得关节外的矫正效果，因此当第一跖趾关节为匹配关节，但 DMAA ＜ 15°时可以考虑使用。跖骨远端 V 形截骨术联合近节趾骨截骨术可以用于矫正 DMAA ＜ 20°的跖趾关节匹配的踇外翻患者，还可以矫正拇指的旋前。但是跖骨远端 V 形截骨术不能矫正拇指旋前，只能部分改善籽骨半脱位的情况。该手术不适用于严重的踇外翻患者，或者与退行性骨关节炎相关的踇外翻，且 DMAA ＞ 15°的匹配型的跖趾关节，或者年龄＞ 60 岁的患者。

跖骨远端 V 形截骨术术后最常见的并发症是畸形复发和矫正不全，发生率可达 10%左右。适应证的扩大将会导致并发症发生的风险增加，患者术后不满意度上升。截骨远端骨块的移位可导致术后矫正过度或矫正不全，适当的内固定可以减少骨块移位的发生。过多截骨可导致跖骨短缩。跖骨远端 V 形截骨术术后最严重的并发症是第一跖骨头缺血性坏死。

（3）第一跖骨干截骨术

跖骨干截骨术常用来治疗 IMA 在 14°～ 20°的踇外翻。这类术式是沿跖骨干长轴进行截骨，使跖骨截骨远端可水平平移或者旋转，以矫正 IMA，常常与内侧关节囊重叠缝合及外侧软组织松解术联合使用。

1）Scarf 截骨术

1983 年 Zygmunt 等首次描述 Scarf 截骨术，在欧美许多国家已成为常用的手术方式之一。

由于远端骨块是平移而不是旋转，因此避免了跖骨的短缩，相反也可通过调整截骨线来缩短跖骨或者矫正异常的 DMAA，但矫正度有限。由于 Scarf 截骨后已没有余地在跖骨头颈部再行截骨，对于 DMAA 较大的患者，可加用近节趾骨基底的 Akin 截骨以取得更好的效果。

与跖骨远端截骨术相比，Scarf 截骨具有更强的矫形能力。Weil 将 Scarf 截骨分为长、中、短三类。短 Scarf 截骨适用于 IMA ＜ 13°者；中 Scarf 截骨适用于 IMA 在 14°～ 16°的患者；长 Scarf 截骨适合于 IMA 在 17°～ 23°的患者。

有些研究建议将该手术用于治疗 IMA 达到 18°～ 20°，甚至是更严重的姆外翻患者。Robinson 和 Limbers 等建议将该手术用于治疗 IMA 大于 14°的患者，IMA ＜ 14°的患者可以选用更简单的手术方法。一些作者也提出，有一些情况下不适用该手术，如第一跖骨在矢状面有明显畸形、第一跖骨直径太小、较严重的骨质疏松等。

2）Ludloff 截骨术

在 1918 年 Ludloff 描述了一种从跖骨近端背侧到跖骨远端跖侧的跖骨十字斜形截骨术。当时由于内固定技术的限制未能得以推广，后来一些医生对此方法进行改进，截骨面从原来的骨干改为跖骨近端，较大的松质骨截骨面使骨折愈合较快，再加上 AO 内固定技术的使用，使得断端能坚强固定。

Myerson 等通过试验研究证实，改良后的术式稳定性高于跖骨近端的 V 形截骨和新月形截骨。对于 DMAA 明显增大的患者，在 Ludloff 截骨移位后，关节面的倾斜度将进一步增大，应加做 Reverdin 或 Akin 截骨术。改良的 Ludloff 手术跖骨短缩较少，还可以通过调整截骨面方向及断端对合位置使跖骨头降低，增加拇指负重能力，以减轻第二、第三跖骨头下的压力。相反，如果术中让截骨远端抬高，则跖骨头下的承重能力就会减小，这一思路正好用在第二、第三、第四跖骨头塌陷的患者，通过第二、第三、第四跖骨基底截骨并抬高跖骨远端，使这些跖骨头下承重减少。有的第二跖骨过长引起跖趾关节脱位的患者，可以适当增加截骨量，但截骨量的多少须根据具体情况精确计算。

总体来说，跖骨一、二截骨术技术上要求很高，暴露范围较大，因此需要术后物理治疗以防止组织粘连。

（4）第一跖骨基底截骨术合并远端软组织重建术

1901 年，Loison 首先描述了第一跖骨基底截骨术，矫正踇外展、外翻时并存的第一跖骨内收。1925 年 Truslow 将"原发"的概念用于跖骨内翻，表示跖骨内翻是原发或始发畸形，而踇外翻只是继发而来的。他建议在第一跖楔关节做基底朝外的楔形截骨术，在跖趾关节外侧行关节囊切开术，同时行拇长伸肌肌腱延长术。《坎贝尔骨科手术学》上认为无论是原发的还是继发的第一跖骨内翻，如果其内翻造成了踇外翻畸形，就有理由在畸形发生处予以矫正，同时加用跖趾关节软组织手术以矫正跖趾关节半脱位。故此后人们常常把这两种手术看做一个整体术式来运用，并对其综合效果进行探讨。

跖骨基底截骨术主要的优点有：截骨端之间的接触面为骨松

质且宽大，有利于愈合；跖骨基底部仅几度的移位就可使跖骨远端获得明显改善，使前足缩窄，内侧拇囊受压的机会减少。主要缺点有：需要较广泛的软组织游离；除非进行牢固的内固定，否则截骨远端易向背侧或内侧移位，可能导致其余趾列过度负重。

适应于中重度踇外翻畸形，即 HVA > 35°，IMA > 16°，伴有跖趾关节半脱位，且无明显第一跖趾关节退行性变的患者。禁用于踇外翻伴匹配关节，且 DMAA > 15°；第一跖趾关节退行性关节炎；严重的跖骨内收的患者。

这种联合术式的满意度达到 78%～93%。HVA 平均矫正 23°～24°，矫正度的大小与术前畸形的严重程度成正比。Mann 报道，对于 HVA > 40°的严重畸形，平均矫正达 30°。文献报道术后 IMA 平均矫正度为：新月形截骨 8°～11°；闭合楔形截骨 3°～6°；开放楔形截骨 7°。有许多作者提出第一跖骨短缩及抬高等问题是这种手术的后遗症。

1981 年，Curda 及 Sorto 报道了 33 例这种手术，最主要的并发症是踇内翻。这主要是因为合并远端软组织手术中，将腓侧籽骨切除造成的。Mann 和 Coughlin 建议尽量不要切除腓侧籽骨。保留籽骨可以降低术后踇内翻的发生率。术后虽然一些患者出现了踇内翻，但其畸形不超过 10°，也未出现任何症状，因此并不影响患者对手术的满意度。

（5）内侧楔骨截骨术

1886 年 Riedl 首次介绍用内侧楔骨截骨术矫正原发性踇内

翻，当时并没有如此称谓。1925 年 Trusiow 在描述第一跖骨内翻合并踇外翻时使用了该术语。后来，Coughlin 等将这一术式用于那些跖骨近端骨骺未闭合的青少年踇外翻患者，特别是 IMA 异常增大的患者。这种截骨术与内侧突起切除和内侧关节囊重叠缝合术一起使用。术中可将切除的内侧突出作为截骨间植骨材料，内侧突出不大的青少年可取髂骨植骨。该术式亦需要内固定。术后加压包扎或膝下管形石膏固定，截骨常在 6 周内愈合。

（6）趾骨截骨术（Akin 手术）

1925 年 Akin 介绍了这种近节趾骨截骨术手术，他还建议切除近节趾骨基底内侧髁状突起。此后，许多足外科医师在不同程度上使用这种手术。这种手术被认为是一种附属手术，不是踇外展外翻外科中的基本手术。1981 年，Clark 提出近节趾骨不同水平的踇外展。三个主要类型包括：跖骨远端关节成角（DMAA）、趾骨间踇外展及近节趾骨不对称。随后改变了 Akin 手术截骨位置，使得 Akin 手术更加针对于不同类型的近节趾骨畸形的矫正。固定技术也呈现多样性，如单纯缝合、钢丝环扎、克氏针固定，以及加压螺丝钉等。

Akin 手术适用于有拇指近节趾间关节外翻，或者轻度踇外翻且不伴有跖骨内翻的患者，或者轻度踇外翻伴拇囊炎的患者（HVA < 25°，IMA < 13°）。如果患者虽有踇外翻但第一跖趾关节相互匹配时，在实施 Akin 手术的同时建议联合跖骨截骨术以矫正该关节的力线。同时应注意 Akin 手术不适用于矫正增大

的 IMA。

（7）第一跖趾关节技术

1）第一跖趾关节成形术

① Keller 手术

1904 年，Keller 首先描述了一种方法：切除近节趾骨基底以矫正踇外展外翻畸形。他提倡充分切骨，而使拇指处于伸直位；还提出将关节囊组织置于关节内，覆盖近节趾骨基底的切骨面。适用于中度踇外翻畸形（即 HVA < 30°），伴跖趾关节退行性关节炎且对于运动要求较低的患者。不适于年轻、对运动要求较高的患者，或年龄较大但仍需要保留跖趾关节功能的患者，或畸形较重但又不能接受不完全矫正的患者。

但 Keller 术后的并发症除有转移性跖骨头下疼痛以外，还有拇指翘趾畸形、锤状趾、畸形趾、关节僵硬、明显的短缩、功能的丧失及屈蹲力量的减弱等。由于 1972 年 Swanson 硅橡胶人工关节的引入可预防足趾严重短缩，进而明显改善了 Keller 手术的外观效果。结合趾屈短肌腱再附着及其他肌腱平衡技术，Swanson 假体已使 Keller 手术成为一种更为成功的术式。

② Mayo 手术

1871 年，Heute 首次描述第一跖骨头切除以矫正踇外展外翻。1908 年，Mayo 介绍了他的改进，并认为第一跖骨承重过度减少是引起其他跖骨痛并发症的主要原因。他建议采用一种改进的第一跖骨头关节成形术。1974 年，Geldwert 及其同事充分描述了经典 Mayo 手术后出现的问题，最常见的后遗症是其他跖骨痛及关节成形术后强直。现在这种手术的主要实施对象是除了第一跖趾关节以外的其他序列（即 2～5 跖骨头切除术），再联合第一跖趾关节置换等技术，用于前足类风湿畸形的重建。

2）第一跖趾关节融合术

第一跖趾关节融合术多作为一种挽救手段来治疗严重的跗外翻、跗外翻术后复发、类风湿足、僵拇症、创伤性骨关节炎及神经肌肉病变所导致的跗外翻畸形等。这项技术最早是 Clutton 于 1894 年描述的，随后又有许多人对这一技术进行改进，以期获得更高的成功率。

适应于严重畸形（IMA > 20°，HVA > 40°，并且拇指严重旋前），特别是第二、第三跖骨头下存在痛性胼胝；跗外翻伴退行性关节炎；跗外翻复发；神经肌肉病变者，由于肌力不平衡所致的跗外翻畸形，行此术式可防止复发；内侧关节囊严重破坏且难以修复的创伤后跗外翻、类风湿足等。禁用于活动性感染、严重的趾间关节炎、严重的骨质疏松者。

3）跖趾关节人工假体置换术

1967 年 Swanson 等首次用单柄硅胶假体置换了 Keller 成形术后缺损的近节趾骨基底部，明显提高了 Keller 成形术的治疗效果。但人工假体发展的早期阶段出现了假体断裂、反应性滑膜炎和骨溶解等并发症。20 世纪 80 年代，人工跖趾关节置换术在 Swanson 等研制的假体基础上得到迅猛发展。无论在假体设计、手术器械更新与技术提高方面，还是在手术适应证和治疗效果等方面都取得了长足的进步，Swanson可屈曲铰链式跖趾关节假体将加压配合固定的垫圈放置在假体的近端及远端，保护假体存活时不受骨床的腐蚀、磨损、切割等破坏。患者在关节置换术前应进行影像评价，Swanson关节置换术应用的基本参数：①血管状况完好；②充分的皮肤覆盖；③肌肉、肌腱系统有功能；④足够的骨量（无明显的骨质疏松）；⑤患者接受提出的手术方案。患有严重的周围神经病变的患者及活动很多的年轻患者不考虑关节置换术。

（8）跖楔关节融合术（Lapidus手术）

1934年，Lapidus最早描述第一、第二跖楔关节融合术合并远端软组织重建治疗踇外翻畸形。但是并未发表相关报告或是随访报告来分析该手术方法的疗效。Mauldin等随后改进了这一技术，从此该术式不再对第二跖楔关节进行融合。

该术式适用于中重度踇外翻畸形，即HVA至少30°，IMA至少16°，并伴有因第一跖楔关节不稳所导致的跖趾关节半脱位；或者广泛韧带松弛症；或者患先天马蹄内翻足、原发性第一跖骨内翻及踇外翻的脑瘫患者。亦可以作为踇外翻初次手术矫正失败后的翻修措施。该术式禁用于第1序列过短的患者、青少年踇外翻骨骺仍未闭合的患者、中度踇外翻但不伴有跖楔关节不稳的患者、第一跖趾关节退行性关节炎的患者。

## 20. 传统踇外翻手术并发症发生率高

有文献报道，传统踇外翻手术并发症的发生率为10%～55%，并且已成为患者不满意的主要原因。减少并发症的关键在于严格按照手术操作规范进行操作，必须有踇外翻手术经验，熟悉踇外翻的病理和解剖，把握好手术的适应证。

（1）神经、血管损伤

手术由于切口选择不当，手术操作粗暴，有时会发生血管、神经损伤，引起足趾内侧的麻木、痛性神经瘤，甚至是足趾皮肤坏死，后期还可能出现跖骨头的坏死。足趾皮肤坏死虽属罕见，但一旦发生要及时处理，避免病情进一步加重。

所以术中在做远端切口时避开足趾内侧的血管、神经经行部位，是预防足趾内侧神经损伤引起麻木的有效方法。重度踇外翻松解外侧结构时应紧贴跖骨头，以免损伤第一跖背动脉。术后应注意观察术足足趾血运情况，观察足趾的皮肤颜色，触摸足趾趾腹质感，检查毛细血管充盈时间。如果出现足趾皮肤颜色发暗、青紫，提示足趾淤血，有静脉回流障碍；或出现足趾皮肤颜色苍白，足趾趾腹质软瘪陷，提示足趾缺血，有动脉损伤。

（2）畸形纠正不足和复发

踇外翻畸形纠正不足和畸形复发是踇外翻术后常见的并发症。最多见于重度踇外翻患者。传统手术预防踇外翻畸形复发一般要注意跖趾关节的适合与否、远端关节固定角的变化、内侧跖楔关节的稳定性等方面。大部分学者认为 IMA 的大小对于选择跖骨截骨部位非常重要，跖骨远端截骨只适于矫正 IMA < 14°的患者。并根据各种情况设计不同的术式。

一般而言，作为手术医师对于复杂的踇外翻畸形，既然考虑手术，就要获得手术者心目中的理想效果。但是临床的实际病情需求和理想的畸形矫正之间往往存在着矛盾。临床医师应首先了解患者的需求，通过有限的手术，解决患者最主要的问题，应该是每一名医生要首先考虑的。因此，对于年龄较大、畸形较重、主要改善症状的踇外翻患者，不必过分要求将 HVA 及 IMA 矫正到正常范围。

术中对于外侧结构紧张的患者，注意先行外侧结构松解，以踇指不费力扶正到外翻矫正位置为度。术后及时拍片观察踇外翻畸形纠正情况，重点为跖趾关节的适合度，根据跖趾关节的位置进行相应的调整。对于部分患者需要矫枉过正，将踇指固定于内翻位，而对于另一部分患者则需要固定于功能位，否则，有发生踇内翻的危险。加强术后复查，指导患者进行正确的功能锻炼，可达到部分矫正残余畸形和预防复发的目的。

对于畸形复发的病例，如无症状可以观察；有症状的患者，应该仔细分析手术失败的原因，根据检查的情况，采取相应的手术方法。

（3）踇内翻

踇内翻是踇外翻手术较严重的并发症，几乎所有的后天踇内翻均由手术造成。轻度踇内翻患者可没有症状，尤其是踇内翻角度＜ 10°时，一般不需要特殊处理。严重的踇内翻会造成跖趾关节半脱位、锤状趾及拇长屈肌腱挛缩，影响穿鞋行走。

术后加强管理，及时复查，一旦发现有踇内翻的趋势，应采取相应的措施。踇内翻的治疗，轻度可不予处理，有症状的踇内翻可根据病情采用软组织松解、肌腱移位、截骨及关节融合等方法治疗。

（4）转移性跖骨头下疼痛

转移性跖骨头下疼痛的发生与第一跖骨截骨后发生短缩及跖骨头向背侧移位等因素有关，第一跖骨的短缩和跖骨头的抬高引起负重改变，导致其他跖骨负重加大，就会出现跖骨头下的痛性胼胝。患者感觉拇指不能着地，行走足底疼痛。目前到底第一跖骨短缩多少可以引起转移性跖骨头下疼痛尚无定论。

手术截骨要有效避免跖骨的过度短缩，同时使跖骨头保持跖屈或跖移状态，以维持内侧纵弓前臂的高度。也可进行屈趾夹球等动作，增加足内在肌的力量，可缓解症状。非手术治疗无效时，可考虑手术治疗，如做跖骨头颈部截骨抬高外侧跖骨，减少外侧跖骨头的负重。注意手术时需要判断邻近跖骨头的负重情况，因为疼痛可能会转移到下一跖骨头。

（5）跖骨截骨后迟缓愈合

Rosen 定义不愈合为截骨后 6 ～ 8 个月没有发生愈合，而迟缓愈合为截骨后 2 ～ 6 个月没有完全愈合。发生迟缓愈合和不愈合的一些全身性因素，如使用激素、糖尿病、重度骨质疏松等。最常见的局部因素则与患者负重过多有关。

（6）感染

感染对于骨科手术来说是灾难性的，如果合并骨髓炎常常缠绵难愈，临床处理非常棘手。内固定物、切口换药、患者术后应激状态等因素都可以导致术后感染。一旦发现手术切口有感染迹象，应定期进行切口的无菌消毒换药，随时观测伤口及全身等情况的变化，必要时可进行局部、全身药物的使用，内固定物取出术，切开引流术等。

# 新型微创技术颠覆传统踇外翻治疗方式

## 21. 新型微创技术简介

踇外翻是常见的前足畸形之一，当患者出现明显的畸形和疼痛时，保守治疗效果往往较差，一般需手术治疗。踇外翻矫治术式很多，达 200 余种，传统开放手术一般术式复杂，对组织损伤较大，需做内固定或石膏外固定，恢复期较长，许多患者因而惧怕手术。小切口（minimal incision）在足外科的运用始于 20 世纪 70 年代的美国，但其截骨方式是行第一跖骨头颈"V"形截骨，在实际运用中很容易造成截骨端的不稳定。

为解决以上问题，温建民教授在继承陈宝兴教授经验的基础上，经过十几年的探索，将"V"形截骨改成了斜行截骨，并用趾蹼间放置夹垫、"8"字绷带和宽胶布做外固定的方法代替传统的石膏固定和内固定，同时，削磨钻截骨的方式使截骨端更加粗糙，加大了截骨面间的摩擦，保证了截骨端的稳定性。温建民教授在对小切口截骨技术创新的基础上，以中医"骨离缝、筋出槽"理论为指导，结合小夹板纸压垫原理，配合中医正骨手法及胶布绷带外固定"裹帘法"，创立了中西医结合微创技术治疗踇外翻及相关畸形新方法，并对其诊疗规范化进行了研究，取得良好疗效，获 2000 年度中国中医研究院中医药科学技术进步二等奖，2001 年度北京市科学技术进步二等奖，2002 年度国家科学技术进步二等奖，经科学技术部推荐参加德国"新思维、新发明、新技术国际博览会"获得金奖，并被国家中医药管理局列为十大优秀项目向全国推广，目前该方法已在全国二十多个省市、数十家医疗机构推广应用，治愈患者数万例，取得了巨大的经济效益和社会效益。

中西医结合微创技术治疗踇外翻既运用了现代手术技术，又发挥了以中医理论为指导中医药治疗的优势。该技术是踇外翻治疗的创新和发展和中西医结合的产物。该方法采用局部麻醉，切口小（仅 1cm 左右），无需内固定，不打石膏，矫形满意，术后患者生活可自理，疼痛程度轻，恢复快，优良率高，并发症少，疗效确切（图 18）。

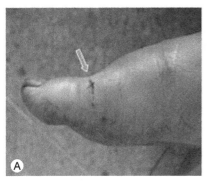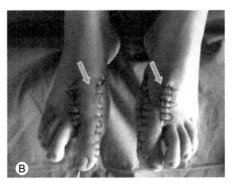

图 18　中西医结合微创技术（彩图见彩插 4）

注：A：微创技术；B：传统大切口

## 22. 新型微创技术适应证

经过我们长期、多中心、规范化研究发现，凡符合踇外翻的诊断标准、保守治疗无效者，在排除禁忌证的基础上，轻、中、重度踇外翻均可应用微创技术治疗。

微创技术治疗踇外翻的禁忌证主要包括：足部外伤所致踇外翻畸形患者；拇指关节严重破坏关节已融合者；存在第一跖趾关节重度骨关节炎者；存在跖骨头缺血性坏死；踇外翻伴痛风、类风湿性关节炎活动期、踇外翻术后复发及其他结缔组织病病史者；踇外翻畸形有手术史者（包括拇指关节融合）；合并其他严重脊柱、髋关节、膝关节、踝关节疾患者；严重糖尿病患者；急性感染性疾病患者；严重骨质疏松者；自恋癖；严重的神经损伤者。

关于重度踇外翻，因为微创技术为跖骨头端截骨，对重度踇外翻畸形的矫正能力相对不足，我们认为踇外翻治疗效果不能仅看足部外形和相关角度矫正，更要注意患者症状的改善和功能的恢复，微创截骨治疗重度踇外翻适应证的选择是非常重要的，要根据患者的要求和实际情况制定手术方案，手术治疗不必过分强调畸形必须矫正到正常角度，关键要看患者症状的改善情况，术后残留轻度踇外翻是可以接受的。重度踇外翻患者伴随以上禁忌证则需采用其他术式治疗。对术后外形要求较高的重度踇外翻患者也应谨慎采用本术式，同时，对原有第一跖骨过短或 IMA 角度过大的患者也应慎重选择此术式。

## *23.* 新型微创技术的技术要点

截骨方式的技术要点。针对不同程度踇外翻，截骨时要采用规范化的截骨角度，截骨方向及截骨角度不适易导致矫枉过正或矫正不彻底。本手术采用微创小切口截骨技术，摒弃了既往大切口直视下手术，为盲视下行骨赘削磨、第一跖骨头颈部二维截骨，对截骨的操作要求比较高，要求术者熟悉解剖，并有手术及整复骨折的经验；术中应注意避免过多切除骨赘，破坏跖骨头关节面，远端跖骨块失稳致踇内翻，也要注意骨赘切除不足，可能引起畸形矫正不满意；为了防止截骨角过大造成第一跖骨过短，截骨角度在额状面要严格控制，制定详细的术前计划，同时采用较薄的摆锯可以减少骨折端的骨量丢失；截骨时要循序渐进，学会用钻，先熟练掌握削磨骨赘，再作截骨；截骨时要一气呵成，避免加宽截骨线；持钻要稳健，避免钻头断于体内（图 19）。

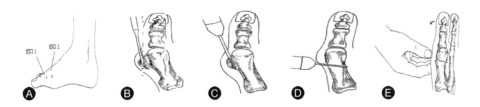

**图 19　跗外翻微创截骨及整复方法**

注：A：跗外翻微创截骨的入路；B：分离关节囊；C：骨赘削磨；D：截骨；E：手法整复

　　手法整复的技术要点。截骨后需采用中医正骨手法纠正跗外翻畸形及第一跖趾关节半脱位，手法整复要采用规范的方法。根据筋束骨、骨张筋原理，在截骨的基础上，必须通过手摸心会、拔伸牵引、旋转回绕、端挤提按、摇摆触碰、成角折顶及理筋等整骨手法，使偏离的肌腱（筋）与错位的骨节得以矫正，使"筋归槽、骨合缝"，如此才能彻底消除病因，矫正跗外翻。整复手法要准确，力量要适中，防止矫枉过正或不足。

　　固定方法的技术要点。采用第一、第二趾蹼间放置分趾垫、"8"字绷带及宽胶布弹性外固定的方法代替传统的石膏固定和内固定，以维持截骨端的弹性稳定，操作时要采用规范化的固定方法。分趾夹垫一般用 4 列绷带卷成，软硬适中，既有一定的刚度又有一定的韧性，通过绷带和胶布固定于第一、第二趾蹼间。绷带和胶布的松紧度要根据患足的肿胀程度进行调节，同时早期要嘱患者定期复查并拍 X 线片，以了解恢复情况并根据具体情况调整外固定（图 20）。

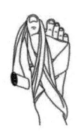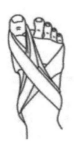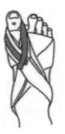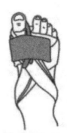

图20 "裹帘法"外固定示意

术后康复的技术要点。要重视患者的术后功能锻炼，同时辨证使用中药汤剂内服、外用，若功能锻炼不足，易导致拇指活动受限或部分受限，影响手术疗效。

## 24. 新型微创技术的疗效评价

踇外翻的临床疗效评定国内外尚无统一标准，基于中华医学会骨科学分会足踝外科学组2006年制定的踇外翻分型新标准，温建民教授等将AOFAS与既往的标准结合，制定了新的踇外翻疗效评价标准，文献报道的微创技术治疗踇外翻的疗效评价多采用此标准。

微创技术治疗踇外翻疗效显著，经535例986足随访结果表明优良率达98.5%，比传统方法提高了4.5%～14.5%。十多年来经过不断的完善、创新与发展，微创治疗踇外翻技术已经形成了规范化的诊疗体系，其疗效在文献中被大量报道，优良率都在96%以上。我们对远期疗效进行了研究评价，5年以上随访的79例150足优良率96.00%；采用多中心、自身前后对照的研究方法验证了中西医结合微创技术治疗踇外翻的科学性、有效性及其在基层推广应用的一致性；同时，我们还研究了微创技术对不同程度踇外翻的疗效，应用此术式治疗踇外翻患者轻度组 8 例，中度组 14 例，重度组 16 例，优良率 94.74%，结果显示微创技术对轻、中、重度踇外翻均有明显纠正作用，疗效肯定、并发症少。需要说明的是，重度踇外翻患者骨性矫正满意率与症状改善率或患者满意率之间存在巨大差异，治疗效果的评价不能只关注足部外形和相关角度的矫正，更要注意患者症状的改善和功能的恢复，其治疗不必过分强调畸形必须矫正到正常角度，关键是症状的改善情况，一味追求畸形完全矫正可能需要复杂的术式，势必延长手术时间，加重手术损伤。

跖籽系统中"籽骨半脱位"被认为是踇外翻的重要病理因素，所以，胫侧籽骨脱位是否纠正被作为 HVA 足矫形术后疗效评估的一个重要指标。我们的研究显示，微创技术治疗踇外翻术后胫侧籽骨位置从术前（4.29±1.06）矫正到术后（3.07±0.95），胫侧籽骨基本复位。我们的研究还显示，术后籽骨复位总有效率 98.33%，且对不同程度踇外翻的籽骨复位均有很好的疗效。

## 25. 新型微创技术的安全性评价

转移性跖骨头下疼痛：转移性跖骨痛是踇外翻术后常见并发症之一，而临床报道的微创技术治疗踇外翻术后跖骨头下疼痛的发生率比较低。我们对微创技术治疗踇外翻的远期疗效进行了分析，跖骨头下疼痛消失、改善率达 91.8%（89 / 97），于勇勤等报道 845 例 1467 足，出现转移性跖骨痛 6 足，均好于国外报道。为了减少术后转移性跖痛症的发生，进一步提高疗效，我们进行了理论依据研究，采用多因素非条件 Logistic 多元回归分析，共筛选出 3 个转移性跖骨头下疼痛的危险因素，分别是第一跖骨短缩度、第一跖楔关节活动度和第一跖趾关节活动度；我们的研究还表明通过截骨远端跖骨块足够的跖移、跖屈可以减小足内侧纵弓顶角，弥补因短缩引起的内侧纵弓高度的丢失，减少术后胖肌疼痛等并发症的发生；同时，我们应用足底压力测试系统进行了足底生物力学的研究，发现第二跖骨头下压力超过体重的 5.20%，极易出现跖骨头下疼痛，此时可以在压力增高的跖骨头颈处做截骨抬高术，以达到前足横弓重建与病变跖骨头减压的目的。微创技术治疗踇外翻对术者操作技术要求比较高，手术治疗方案及术后康复要严格按照规范化的流程进行，预防转移性跖痛症发生（图 21）。

第一跖趾关节活动受限或拇指僵硬：凡关节内手术均可能造成关节活动受限，微创技术治疗踇外翻出现此并发症的主要原因是未能按要求进行康复，于勇勤等报道 845 例 1467 足，术后出现伸趾肌腱粘连 16 足，拇指僵硬 12 足，均早期指导功能锻炼 6 ～ 9 个月恢复。所以，术后第一跖趾关节功能的恢复情况直接影响治疗效果，系统规范的康复可以有效防止跖趾关节粘连、恢复关节功能，微创技术治疗踇外翻此类并发症是可以预防或者避

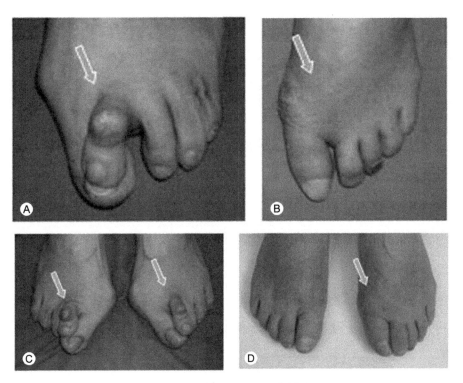

**图 21 微创技术（彩图见彩插 5）**

注：A：叠趾、锤状趾；B：矫正 8 周；C：锤状趾、叠趾畸形术前；D：矫正术后 3 年

免的。

　　神经、血管损伤：微创技术治疗踇外翻相对安全，极少出现神经及血管损伤，我们对踇外翻解剖与手术安全性进行了研究，证实微创技术治疗踇外翻手术、手法不会损伤足部重要的神经、血管及肌腱，不会破坏第一跖趾关节的构造，通过解剖证实了微创技术治疗踇外翻是安全的，初学者由于切口选择不恰当，手术操作粗暴，有时会出现神经、血管损伤。术中因损伤内侧皮神经分支会造成拇指内侧部分区域皮肤感觉麻木、神经瘤形成，多能

自行恢复，或给予局部减压、理疗后可恢复，我们应用微创技术治疗踇外翻，临床上未出现血管损伤及跖骨头缺血性坏死。

其他并发症：踇外翻术后其他并发症有继发性骨关节炎、疲劳性骨折、畸形矫正不良及踇内翻等。微创技术治疗踇外翻以上并发症的发生率都非常低，仅见于少量文献报道，且多为重度患者，这些并发症多由术者操作不当或患者未遵医嘱所致，如关节囊外侧松解不彻底、术中去骨赘时伤及关节软骨面、绷带包扎不当、截骨端外移过多矫枉过正及患者术后过早、过度活动等，通过规范化的治疗均可避免以上并发症。同时，踇外翻术后并发症还有切口感染，骨髓炎，骨延迟愈合、不愈合等，我们应用微创技术治疗踇外翻未出现以上并发症。

综上所述，只要严格遵循规范化的诊疗方案，操作时注意技术要点，掌握正确的截骨、正骨手法及包扎方法，术后指导患者进行合理的功能锻炼，微创技术治疗踇外翻并发症少，具有极高的安全性。

## 参考文献

1. 温建民，桑志成，林新晓，等 . 小切口手法治疗踇外翻临床研究 . 中国矫形外科杂志，2002，9（1）：26-29.

2. 孙卫东，温建民，胡海威，等 . 微创截骨治疗踇外翻的远期疗效分析 . 中华骨科杂志，2010，30（11）：1133-1137.

3. 温建民，孙卫东 . "骨离缝、筋出槽"对踇外翻诊疗的指导意义 . 中医杂志，

2007，48（10）：877-878.

4. 孙卫东，温建民，胡海威，等 . 踇外翻第 1 跖骨颈部不同截骨角度截骨端稳定性有限元分析 . 中华损伤与修复杂志（电子版），2012，7（5）：22-25.

5. 温建民，张连仁，翁春华，等 . 小切 121 翻修术治疗外翻术后复发畸形 . 中华骨科杂志，2001，21（3）：143-144.

6. 戴鹤玲，温建民，孙天胜，等 . 踇外翻足临床疗效评价标准 . 中国骨与关节损伤杂志，2010，25（12）：1151-1152.

7. 戴鹤玲，温建民，孙天胜，等 . 中西医结合微创技术治疗踇外翻的多中心研究 . 中国骨与关节损伤杂志，2010，25（2）：111-113.

8. 桑志成，任睿双，孙卫东，等 . 踇外翻微创技术对籽骨复位的临床观察 . 中国临床医生，2009，37（5）：55-57.

9. 于勇勤，李鑫，梁凤山 . 微创手术治疗踇外翻的疗效观察 . 中国全科医学，2008，11（11）：1984-1985.

10. 胡海威，孙卫东，蒋科卫，等 . 中西医结合微创技术治疗踇外翻术后转移性跖痛症危险因素的 Logistic 回归分析 . 中国医药科学，2012，2（24）：9-11.

11. 戴鹤玲，温建民，胡海威，等 . 踇外翻微创术跖骨远端位移内侧纵弓顶角与胼胝痛的关系 . 中国骨与关节损伤杂志，2008，23（7）：549-551.

12. 温建民，胡海威，孙永生，等 . 踇外翻合并第二跖骨头下疼痛的生物力学定量研究 . 中华骨科杂志，2006，26（2）：95-99.

13. 孙卫东，温建民，胡海威，等 . 康复疗法在中西医结合治疗踇外翻术后的应用效果观察 . 现代中西医结合杂志，2010，19（22）：2731-2733.

14. 毕春强，温建民，孙卫东，等 . 微创技术"裹帘"法外固定治疗踇外翻的

临床分析 . 中国医学创新，2016，13（14）：33-37.

15. 高国庆，董颖，温建民，等 . 中西医结合微创截骨治疗重度踇外翻疗效观察 . 中国中医基础医学杂志，2016，22（1）：132-134.

16. 毕春强，温建民，孙卫东，等 . 静态有限元法分析基于"裹帘"法外固定踇外翻术后截骨端的稳定性 . 中国组织工程研究，2016，20（22）：3294-3300.

# 微创技术治疗踇外翻的规范化体系的构建

## 26. 截骨角度的规范

微创操作质量控制：

微创手术操作者均为经过温建民主任医师亲自指导或参加学习培训的医师，并已熟练掌握其操作者。操作质量控制如下：

①松解外侧关节囊：如关节囊外侧紧张或外侧踇收肌挛缩，可在踇指背外侧做一 1cm 切口（切口 3），松解外侧关节囊及跖籽联合结构、踇内收肌斜头在第一跖骨止点。

②入路及削磨骨赘：用 15 号小圆刀在踇指近节趾骨近端内侧切开皮肤、皮下组织直达趾骨，切口约 1.0cm（切口 1）。用足外科小骨膜剥离器从远端向近端在关节囊和内侧跖骨头之间分离关节囊；用削磨钻磨去内侧跖骨头骨赘（宽不超过跖骨干内侧缘

连线，不累及髁部），可磨成粉状或成骨片取出。用小骨锉锉平跖骨头内侧，不使其有棱角。

③截骨：在第一跖骨头颈内侧切开皮肤直达骨膜，切口约1cm（切口2），用削磨钻做一斜形截骨。冠状面：截骨线从远端内侧至近端外侧，呈10°～30°；矢状面：截骨线从远端背侧至近端跖侧，呈10°～15°。

④截骨完毕冲洗关节腔：由近端向远端冲洗，冲洗要彻底，避免骨渣遗留在关节腔内。

## 27. 手法整复规范

手法整复：手法纠正畸形及跖趾关节半脱位。

整复标准：用手法将远端跖骨头由内向外推开约一骨皮质（在跖骨头内侧可触及小凹陷），并使截骨远端不向背侧移位（背侧截骨处无台阶），拇指置于内翻位5°～10°。

包扎固定：用4列绷带卷成直径约2cm的圆形夹垫，放于第一、第二趾蹼之间，将绷带从第一、第二趾蹼夹垫间通过踝关节做"8"字形包扎（因个体差异不同，夹垫大小有异），将拇指固定在内翻位约5°～10°，然后用黏膏从足背内侧通过第一、第二趾蹼间，绕过足跖内侧到足背做"8"字形，加强拇指的内翻位固定。

固定完毕，用手提式X光机透视，如位置不满意，可用手法整复，直至位置满意为止。

术后穿硬底、前开口的矫形鞋，步行走出手术室，轮椅推至放射线科摄像（双足正侧位）。若 X 线显示位置不满意，即刻回手术室重新整复，再次轮椅推至放射线科摄像（双足正侧位）。

## 28. 日常活动规范

术后 24 小时抬高患肢，做大小腿肌肉的等张收缩；进行踝关节、膝关节的主动屈曲、背伸运动。

术后 2 ～ 7 天做拇指的主动跖屈、背伸运动；可适当下床活动，以生活自理即可。

术后 2 ～ 6 周做拇指的主动跖屈、背伸运动，辅以主动踝关节、膝关节的屈曲、背伸运动。

术后 6 周拆除外固定后，进行拇指的主动与被动跖屈、背伸运动，每天 3 次，每次 10 分钟；辅以主动踝关节、膝关节的屈曲、背伸运动；同时中药泡足消肿，每天 2 次，每次 30 分钟。直至正常为止。

# 微创技术治疗踇外翻中医理论体系的构建

## 29. 正骨手法在微创治疗中的重要意义

踇外翻的病理变化主要是踇外翻、跖趾关节半脱位、第一跖骨内翻、拇囊炎、拇内收肌及外侧关节囊过分紧张。具体采用：①削磨骨赘以解决突出的第一跖骨头磨鞋帮而引起的拇囊炎。②第一跖骨头斜形截骨，手法外移远端跖骨块，通过手摸心会的中医正骨手法，纠正 HVA、IMA 和跖趾关节半脱位。截骨后予以手法整复，手法纠正畸形及跖趾关节半脱位。整复标准：用手法将远端跖骨头由内向外推开约一骨皮质（在跖骨头内侧手感可触及小凹陷），并使截骨远端不向背侧移位（背侧截骨处无台阶），拇指置于内翻位 5°～10°。手法整复远端跖骨块外移，在一定程度上松解了附着在跖趾骨外侧的拇内收肌及关节囊的紧张，解决了引起踇外翻的骨性和软组织因素。③根据筋束骨、筋骨并重的理论，结合足部解剖特点及生物力学特性，通过理筋手法，将拇伸肌腱、屈肌腱在踇外翻中的弓弦病理作用变为纵向的挤压，成为保持截骨端稳定及促进骨折愈合的有利因素。④按照小夹板纸压垫固定原理，采用第一、第二趾蹼间夹垫，"8"字绷带和宽胶布做外固定的方法。患者适当下地活动，进行拇指关节、踝关节功能锻炼，避免患者长期卧床及"石膏病"的发生（图22～图26）。

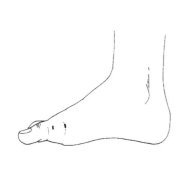
图22　切口

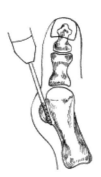
图23　削磨骨赘

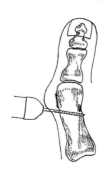
图24　截骨

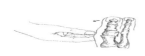
图25　手法整复

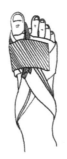
图26　包扎

正骨手法相对传统小切口技术的优势：①截骨部位于跖骨头颈，该处为干骺端，骨面宽阔，相对稳定，易于愈合。并且由于在松质骨做截骨，因此能提供矢状面上的良好的稳定性，可以早期负重；对跖趾关节的功能影响较小，不妨碍穿高跟鞋。②该术式在传统第一跖骨头颈 "V" 形截骨术的基础上进行改良，切口小（一般为 0.5～1.0cm），大大减少了术后感染机会，且术后不留瘢痕，外形美观，矫形与美容相结合。③部分松解拇内收肌和外侧关节囊，既有利于踇外翻畸形的矫正，又不会因拇内收肌的全部切断使足前弓塌陷而致术后足底胼胝体的产生或加重。④不做内固定、不打石膏，单纯采取绷带固定于内翻位，即保证新鲜骨折位置的稳定性，又能让拇指保持相对活动，达到 "动静结合"，既有利于骨折的愈合，又有效地防止术后肌腱、关节的粘连，大大缩短了治疗和功能恢复时间。既继承和发扬了祖国传统医学，使中医中药、中医正骨与现代手术有机结合，又发挥了中西医结合的优势。⑤安全、有效、费用低、医疗风险小。535 例（986 足）随访结果表明优良率达 98.5%。

## *30.* 源于小夹板纸压垫原理的弹性固定方法

"8" 字绷带固定方法：①将分趾垫轻轻折弯，一端放置在第一、第二趾蹼间，另一端斜行放置在第一跖骨截骨远端背侧。②取纱布绷带，从足外侧开始，经背侧向内侧环绕前足、中足包扎，包扎 3 圈后经足背侧绕过足跟上方后反折，向趾蹼间包扎，绕拇指后再次反折，行"8"字绷带包扎3次，经中足、前足环行包扎约3圈后剪断绷带。③将26cm×2cm医用橡皮膏经足背内侧向趾蹼间环行包扎，以保持拇指轻度内翻位固定；将20cm×8cm医用橡皮膏经背外侧向内侧至足底"U"形包扎，以防止拇指过度内翻。④将弹力绷带撑开后，环行包扎"8"字绷带区域（图27）。

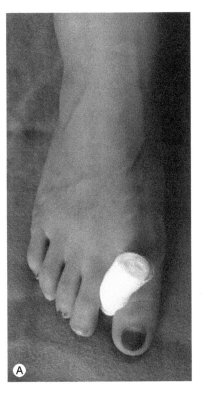

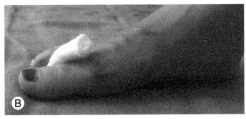

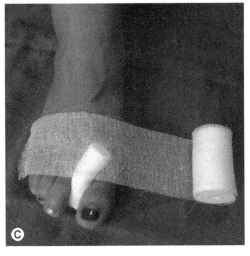

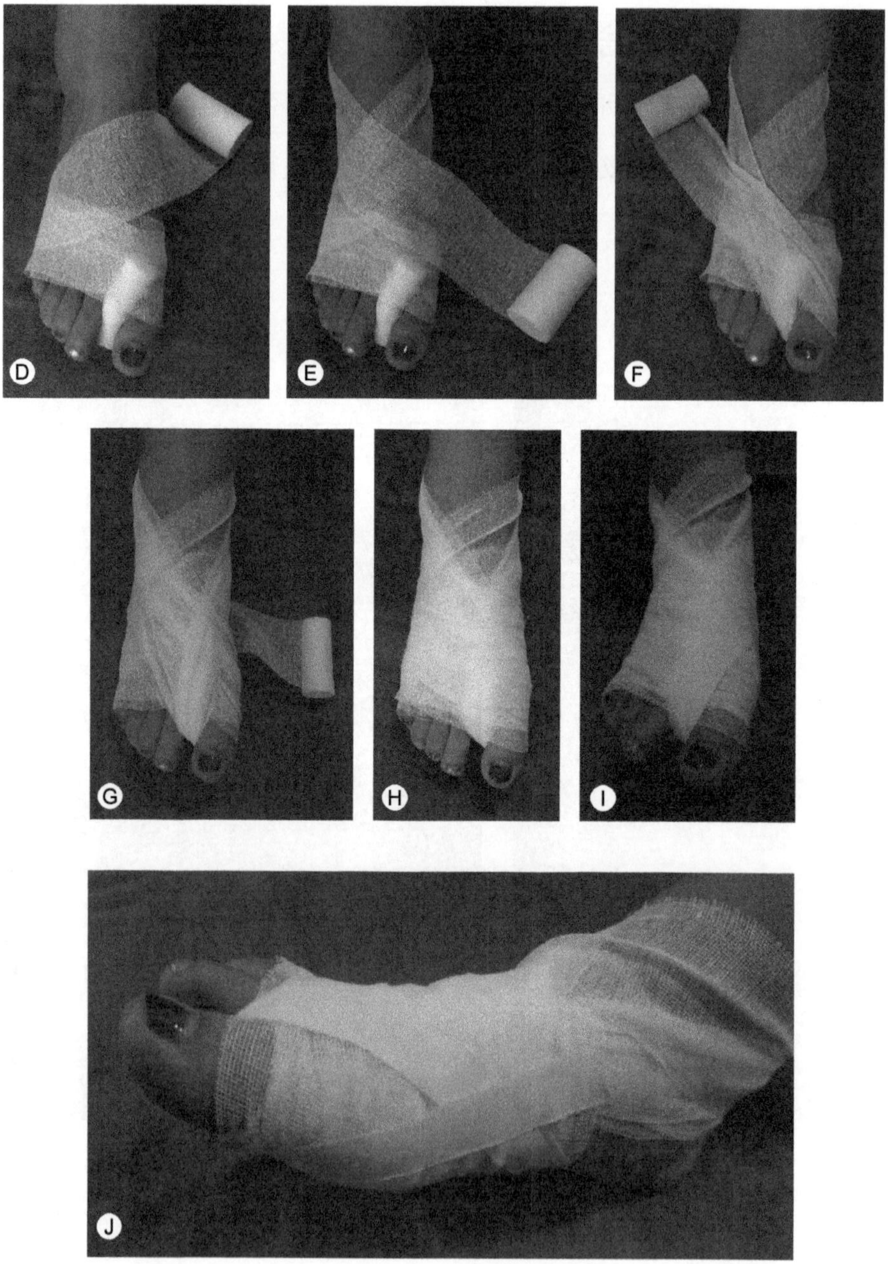
D
E
F
G
H
I
J

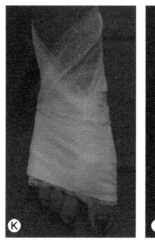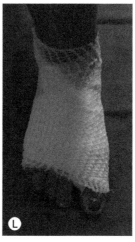

图 27　弹性固定方法步骤（彩图见彩插 6）

　　一般踇外翻术后 2 周内的患者，行外固定前，先将小切口常规消毒，无菌纱布外敷；术后 4 周、6 周的患者更换外固定前，可将患足洗净，不必外敷无菌纱布。

## *31.* 贯通古今"裹帘"再现

　　对于"裹帘"法，一般学者可能比较陌生。明确提出将"裹帘"法作为外伤固定方法之一，始见于清代《医宗金鉴·正骨心法要旨》"跌仆损伤，虽用手法调治，恐未尽得其宜"，应"制器以正之，用辅手法之所不逮"，并列出 10 项固定器具，其中第 1 项即为"裹帘"——"裹帘，以白布为之。因患处不宜他器，只宜布缠，始为得法，故名裹帘。其长短阔狭，量病势用之"（图 28）。

　　在临床中我们采用中西医结合微创技术治疗踇外翻，基于

"裹帘"法理念设计的"8"字绷带和分趾垫外固定（图29）。但部分学者对其中基于"裹帘"法外固定的稳定性提出质疑，认为其不足以维持截骨端稳定，会影响截骨端骨折愈合。但经我们20多年的临床随访和观察，"裹帘"外固定可以维持截骨端相对稳定，有利于骨折愈合。

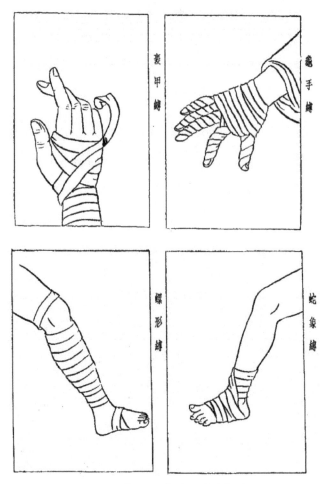

图28  《正骨范》中"裹帘"法

注：引自《正骨范》

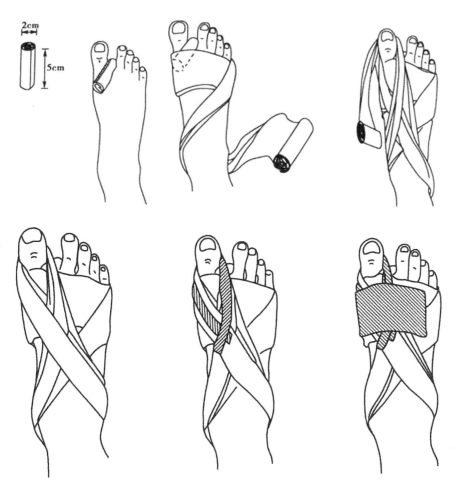

**图 29 踇外翻截骨矫形后"裹帘"法外固定示意**

　　早在 20 多年前，温建民教授就对中西医结合治疗踇外翻术后外固定的方法进行了一系列探索。经过探索，患者术后患足肿胀，石膏质硬、弹性差，固定会影响血液循环，容易导致二次筋伤，发生足趾缺血坏死。内固定多属于坚强固定而非弹性固定，断端不能微动，影响下地后足底受力的重新分布，不能早期进行功能锻炼。最终温建民教授根据"裹帘"法设计出"8"字绷带和分趾垫外固定的固定方法。该方法既维持了截骨端踇外翻复位，又对抗了引起"骨错缝、筋出槽"的动力因素，兼顾了筋、骨两个方面，因而可获得满意的疗效。

综上所述，根据"裹帘"法理念设计的"8"字绷带和分趾垫外固定符合骨折治疗的"筋骨并重""动静结合""弹性固定"理念，具有一定的先进性和科学性。经过我们对近3万例患者的临床观察，以踇外翻截骨矫形"裹帘"法外固定治疗踇外翻，只要截骨方向及"8"字绷带和分趾垫固定正确，就不会发生截骨端骨折不愈合，也证实了这一点。

## 32. CO 体现了中国接骨学治疗理念的科学和先进性

CO 系统理论（Chinese osteosynthesis 中西医结合治疗骨折）与"裹帘"法十分吻合，可以说在一定程度上"裹帘"法是 CO 系统理论的前身，因其材料为布，质地软，尤适用于既要制动又要早动的骨折、筋伤、脱位类疾病，如肋骨骨折后"裹帘"十字带的外固定，既保证了肋骨骨折的固定作用，又不影响正常的呼吸功能。同时，通过"裹帘"法对骨折端的弹性固定，保持了断端的相对稳定，并且"动静结合"促进肋骨骨折愈合。

基于"裹帘"法外固定后，"8"字绷带和分趾垫外固定在截骨断端轴向产生一定程度的压力，术后患者下地后全足着地，踇长伸肌、拇短伸肌、拇长屈肌、拇短屈肌的收缩对截骨断端也产生轴向压力，与"8"字绷带及分趾垫外固定共同构成了维持截骨端稳定的系统，同时外固定也对截骨端的过度活动进行制约。基于"裹帘"法的弹性固定，既保持了骨折端的相对稳定，又引起截骨端微动，因此，经"裹帘"法外固定既允许患者术后下地、主动功能锻炼、生活自理，又对截骨端产生一个应力刺激以促进骨折的愈合，实现"筋束骨"的目的，这与中医"筋束骨"理论、"动静结合"理论不谋而合。

中西医结合微创技术治疗踇外翻，临床应用 20 年之久，此方法 2002 年获得"国家科学技术进步二等奖"。微创技术治疗踇外翻，充分利用拇长伸肌、拇短伸肌、拇长屈肌、拇短屈肌、拇展肌与拇内收肌在踇外翻截骨术后的阴阳平衡作用，使内外上下两对肌群保持平衡，加上"裹帘"法生物固定，使骨折端维持静力稳定，通过患者下床后全足着地，拇指跖屈，肌肉收缩为截骨断端骨折修复和愈合提供生理应力来源，通过近 3 万例的临床实践认定，只要截骨方向及包扎固定正确，就不会出现移位和骨折不愈合，证明"裹帘"法应用于踇外翻治疗的科学性。

## *33.* 骨折的分期治疗

（1）血肿机化期（术后 1～3 周）

本期特点是截骨端血肿形成，组织炎性渗出、水肿，其后毛细血管增生。成纤维细胞、吞噬细胞侵入，血肿逐渐机化，形成肉芽组织，进而演变成纤维结缔组织，截骨端形成纤维连接。

术后当天开始口服术后Ⅰ号，早期气滞血瘀，给予中药活血化瘀，通络止痛，方中中药以活血化瘀为主、辅以行气通络。若患者术后出现其他不适症状，可视具体情况进行辨证加减。

术后Ⅰ号：赤芍12 g、川芎12 g、黄柏10 g、防风10 g、砂仁10 g、连翘15 g、桃仁10 g、红花6 g、当归12 g、地黄12 g、金银花12 g、乳香5 g、生甘草6 g。每日2次，早晚口服，共服用7天。

（2）临床愈合期（术后4～6周）

本期特点是疼痛基本消失，水肿明显好转，局部受损的软组织基本恢复，截骨端位置和关节对位已基本稳定，截骨端骨痂出现并不断钙化加强，能够阻挡相当的外力。但出现了肌肉萎缩无力，关节的粘连和活动不利。治疗目的：继续促进患足肿胀消退，促进骨痂形成和成熟，增强肌力，防止肌肉失用性萎缩，松解关节粘连，恢复正常关节活动范围。

治疗方法，可继续服用踇外翻Ⅰ号方，并酌加续断12g、生薏仁30g、桑寄生30g、骨碎补12g、五加皮12g，以舒筋活络、接骨续筋。

术后6周拆除外固定后，予足外洗2号外洗患足，以活血消肿、舒筋活络。

方药组成：桃仁15g、红花10g、川芎10g、生大黄20g、伸筋草20g、透骨草20g、路路通20g、川萆薢20g、枳壳10g、赤

芍 15g、桂枝 10g、鸡血藤 30g、生甘草 6g、川牛膝 10g。每天 2
次，每次 30 分钟。注意早期水温不可太高，以免加重肿胀。熏
洗之后配合关节功能锻炼。

（3）骨性愈合与塑形期（术后 7 ~ 12 周）

本期特点是骨折部位形成骨性连接，断端骨痂随着肢体活
动和负重，应力轴线上的骨痂不断得到加强，应力轴线以外的骨
痂逐渐被清除，骨髓腔再通，恢复骨的正常结构。治疗目的：此
期应着重于增加肌力，改善关节活动度，加强应力刺激，预防骨
折，重塑足底负重关系，预防术后继发症的发生。

治疗方法，口服术后 Ⅱ 号，具体情况可随证加减。

术后 Ⅱ 号：当归 15 g、赤芍 15 g、山药 20 g、山茱萸 15 g、
茯苓 15 g、泽泻 15 g、续断 15 g、骨碎补 15 g、自然铜 10 g、黄
芪 30 g、狗脊 15 g、党参 15 g、炙甘草 6 g。可继续使用足外洗
2 号方熏洗术足，此时水温可稍高。

## 34. 术后康复治疗决定手术效果

微创技术治疗跚外翻，具有损伤小、术后无需内固定，术
后可下地，生活自理，疗效确切、痛苦少、康复快等特点。术后
的康复治疗非常重要，在很大程度上决定手术效果，应引起高度
重视。

（1）康复治疗原则

动静结合，内外同治，局部和全身并重。以恢复足趾原有功

能为目标，采取综合性康复治疗，以主动锻炼为主，被动锻炼为辅，循序渐进，突出重点，加强重点关节的功能锻炼。注意增加有利骨折修复的活动，勿引起或加重损伤。

（2）康复治疗的目的

骨折的愈合过程就是"瘀去、新生、骨合"的过程，整个过程是持续的和渐进的，根据截骨愈合的不同阶段的病理变化，制定相应的康复方法，以达到尽早康复的目的。

（3）康复治疗的方法

①血肿机化期

手术当日即可行踝摆动练习，踝关节伸屈活动及踝关节环绕运动，以活动踝关节及牵拉小腿肌肉，每天 4 ～ 5 次，每次 2 ～ 3 分钟（图 30、图 31）。足趾背伸跖屈练习，足趾主动背伸、跖屈，活动跖趾及趾间关节，重点以第一跖趾关节为主，每天 4 ～ 5 次，每次 2 ～ 3 分钟。患肢肌肉等长收缩训练，每日至少 3 次，每次时间以不引起肌肉过度疲劳为宜，一般需 5 ～ 10 分钟或更长。第一跖趾关节的主动和被动活动，术后满 2 周嘱患者进行第一跖趾关节的主、被动活动，在加强主动活动的基础上，辅以被动屈伸第一跖趾关节，方法为：患者一只手握紧截骨端，保持截骨端位置不动，另一只手握住第一跖趾关节远端，做关节的屈伸活动，每天 2 ～ 3 次，每次 2 ～ 3 分钟。注意应循序渐进，逐渐增加活动量，以免影响断端稳定（图 32、图 33）。

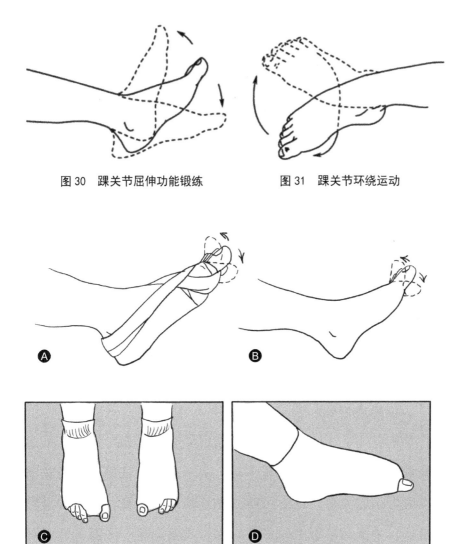

图 30　踝关节屈伸功能锻练　　　图 31　踝关节环绕运动

图 32　踇外翻术后主动功能锻练

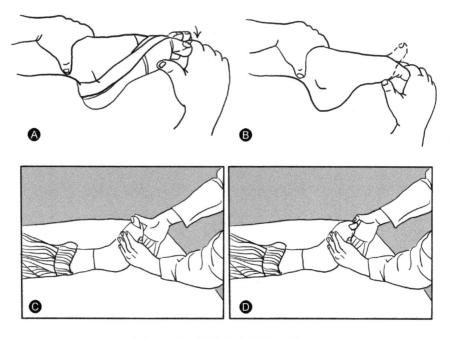

图 33　踇外翻术后被动功能锻炼

②临床愈合期

功能锻炼，第一跖趾关节的松解粘连手法：术者一只手握紧截骨端，维持截骨端位置不动，另一只手握住第一跖趾关节远端，用力跖屈关节，此时可听到粘连撕裂的声音，表明关节粘连已松解。手法后嘱患者每日主动和被动活动第一跖趾关节，每天各 2 次，每次各 10 分钟（图 34），以维持关节活动范围。此法一般在术后 4 周和 6 周各施行 1 次，此后根据患者复查时的关节活动情况，再酌情使用。延长患肢等长收缩时间，运动每日 2次，每次时间不少于 20 分钟，以次日肌肉略感酸胀、手术部位水肿不加重为宜。

做其他关节的主动运动和相关肌肉的抗阻运动训练，由于其他关节活动度减少，应加做被动活动，并加大全身运动量，增加离床运动时间，早期所采用的物理治疗方法在本期仍可继续应用，温热疗法可作为运动疗法的辅助治疗。站立提踵练习：患者双足站立，足跟抬起，保持片刻后放下，进行跖屈肌群肌力训练，反复进行。

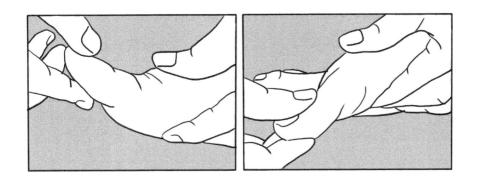

图34 踇外翻术后被动功能锻练

③骨性愈合与塑形期

功能锻炼：滑动第一跖趾关节，患者取仰卧位，患肢屈膝，术者面向患者站立。上方手放在跖骨上，拇指在足背，示指放在足底，下方手放在相应的趾骨近端，拇指在足背，示指在足底，上方手固定，下方手将趾骨上下推动，使之松动，可增加跖趾关节活动范围（图35）。

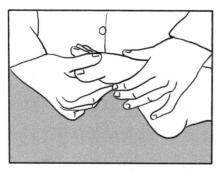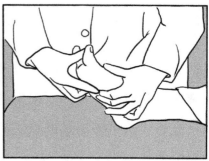

图 35　滑动第一跖趾关节手法

术后足踝肌肉萎缩，肌力弱，是本期康复治疗的重点。运动量逐渐增大，以主动运动为主，必要时辅以抗阻运动，可进行弹力带训练。需增强踝跖屈肌力时，将弹力带放在足底，双手握住另一端并拉紧，患者主动跖屈踝关节；需增加踝背伸肌群肌力时，将弹力带放在足背，两端固定在远端，患者背伸踝关节；需增加踝关节内翻或外翻肌群肌力时，双足分开，将弹力带绕在双足上并绷紧。训练时双足外翻或一足固定，另一足外翻。

练习在沙土上赤足走，用足趾反复夹取放在地面上的一块毛巾或布，每天重复 2～3 次（图 36）。用足趾转动圆棒。将小玻璃球放在地上，用足趾夹取，放在器皿里，每天做 2～3 次（图 37），以训练足趾外展内收屈伸肌群。单足站立，足跟抬起，保持片刻后放下，反复进行。

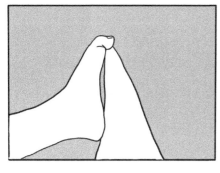
图 36　足趾锻炼 A

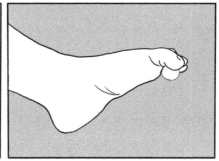
图 37　足趾锻炼 B

　　本期物理治疗的重点是解决骨折后遗症。瘢痕及粘连时可做直流电子导入，超声波、音频电疗、温热等治疗。关节挛缩时可配合运动疗法，做温热治疗、改动运动等。挛缩较重者做关节功能牵引治疗，非治疗时以支具（矫正带或矫形架）支持，以提高疗效。将足趾低于地面，足跟抬起，使足趾背伸，持续 5 秒，然后将足趾背侧低于地面，持续 5 秒，每天做 2 ～ 3 次。

## 参考文献

　　1. 温建民 . 中西医结合微创技术治疗踇外翻 . 北京：人民卫生出版社，2010：141-150.

　　2. 温建民 . 中医理念在踇外翻临床中的运用 . 医学与哲学，2007，28（5）：22-23.

　　3. 毕锴，温建民，董颖 . 阴阳、筋骨理论在中西医结合微创技术治疗踇外翻中的应用 . 中医杂志，2015，56（14）：1202-1204.

4. 温建民, 孙卫东. "骨离缝、筋出槽"对蹞外翻诊疗的指导意义. 中医杂志, 2007, 48 (10): 877-878.

5. 韦以宗. 中国骨伤科学辞典. 北京: 中国中医药出版社, 2001: 478.

6. 温建民, 梁朝, 佟云, 等. 遗传因素与蹞外翻相关性的临床研究. 北京: 中国矫形外科杂志, 2006, (7): 516-518.

7. 戴鹤玲. 中西医结合微创技术治疗蹞外翻诊疗规范化研究. 北京: 中国中医科学院, 2008.

8. 毕春强. 基于"裹帘"法外固定蹞外翻术后截骨端稳定性的有限元分析. 北京: 中国中医科学院, 2016.

9. 毕春强, 温建民, 孙卫东, 等. 蹞外翻中西医结合微创治疗中"裹帘"法外固定的理念探讨. 中医正骨, 2016, 28 (4): 69-71.

10. 李强.《正骨范(中国接骨图说)》的学术渊源及其对日本柔道整复界的影响. 中医正骨, 2010, 22 (6): 20-23.

11. 毕春强, 温建民, 桑志成, 等. 蹞外翻截骨矫形"裹帘"法外固定后截骨端稳定性的 X 线研究. 中医正骨, 2016, 28 (3): 5-8.

12. 梁其彬, 姜自伟, 黄枫, 等. 中医筋骨并重理论在牵张成骨技术中的应用. 广州中医药大学学报, 2015, 32 (2): 342-344.

13. 徐杰.《医宗金鉴》伤科学术思想研究. 济南: 山东中医药大学, 2012.

14. 薛少驰, 张德林, 王辉, 等. 浅述"筋骨并重". 河南中医, 2014, 34 (10): 1944-1945.

15. 周中. "筋骨并重"理念是骨伤治疗的灵魂——读《医宗金鉴·正骨心法要旨》有感. 中医研究, 2011, 24 (8): 71-73.

16. 韩金昌，温建民，孙卫东 . 中西医结合微创治疗踇外翻临床应用进展 . 现代中西医结合杂志，2014，23（10）：1132-1134.

17. 余焯燊，董嘉怡，赵晓红，等 . 筋伤治疗中的"动静结合" . 辽宁中医药大学学报，2009（6）：31-32.

18. 孙玉明 . 周福贻教授论中医骨伤科"动静结合"治疗原则 . 中医药信息，2011，28（4）：20-21.

19. 刘献祥，陈联源 . 论动静结合原则在骨折愈合中的应用 . 康复学报，2000，（3）：25-28.

20. 唐树杰，房经武，王志彬 . 论中国接骨学"动静结合"理念的先进性 . 天津中医药大学学报，2008，27（1）：43-45.

21. 张元民，王志彬 . 小夹板治疗骨折的微动观 . 中国骨伤，2000，13（12）：722-723.

22. 李瑛，费攀，邹季 . 骨折弹性固定条件下骨折端"微动"对骨折愈合的影响 . 湖北中医杂志，2009，31（12）：35-37.

23. 孙卫东，温建民 . 微创截骨治疗踇外翻稳定与愈合原理分析 . 中国骨伤，2016，29（3）：228-231.

24. 唐树杰，房经武，王志彬 . 论中国接骨学 "动静结合"理念的先进性 . 天津中医药大学学报，2008，27（1）：43-45.

25. 张向东，曹向阳，王鹏，等 . 中医骨伤科的 "动静结合" 思想 . 中医临床研究，2015，7（25）：37-39.

26. 王亦璁 .BO与AO的不同之处 . 骨与关节损伤杂志，2002，17（1）：3-5.

27. 陈铖，王万春，张莹 . 对骨折治疗"优化选择"与"合理选择"的理解和思考.医学与哲学（临床决策论坛版），2010，30（6）：4-6.

28. 段戡，周江南.骨折治疗学派 BO、CO 的发展及 BO 对 CO 的启示.医学与哲学，2003，24（1）：56-57.

29. 蔡建春.我国骨科发展应走中西医整合之路.医学与哲学(临床决策论坛版)，2015，（2）：86-87.

30. 刘斌.骨折断端微动的中医理论与实验研究.北京：中国中医科学院，2010.

31. 徐颖鹏.骨折三期治则对家兔骨折愈合及血管内皮生长因子基因表达的影响.北京：中国中医科学院，2007.

# 踇外翻的术后康复与复发的预防

## 35. 术后功能锻炼的重要性

踇外翻术后功能锻炼对于微创手术疗效及功能的恢复具有重要作用。正确的功能锻炼方法（图38）有助于患者术后足趾肌力及功能的尽早恢复，对骨折端的愈合也有促进作用。

①微创技术治疗踇外翻术后穿特制前开口软鞋帮矫形鞋，术后当天应以双足非负重活动为主，可扶助行器下地行走。术后24小时后，可以进行患肢拇指和踝关节的主动功能锻炼，主要以拇指及其余脚趾做"勾脚"练习，拇指趾间关节及跖趾关节屈伸达到最大的活动度后坚持此姿势约半分钟。每次15分钟，每天2次。此功能锻炼方法既可促进截骨端的愈合，又也可避免术后的关节周围软组织及肌腱的粘连。

②踝关节主动功能锻炼以"踝泵"训练及环绕运动训练为主，患者踝关节主动极度背伸至最大角度，使小腿三头肌及大腿股四

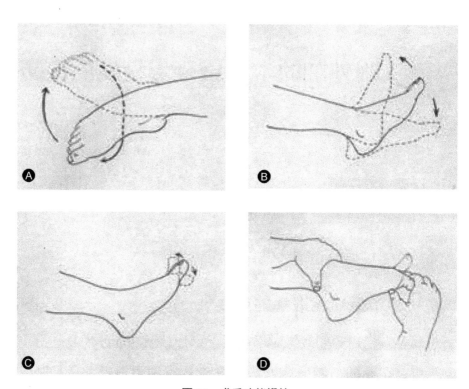

**图 38　术后功能锻炼**

注：A：踝关节环绕运动；B：踝关节屈伸功能锻炼；C：拇指跖趾关节主动屈伸运动；D：拇指跖趾关节被动屈伸运动

头肌收缩 5 秒钟后踝关节再跖屈到最大角度，每天早晚两组，每组 100 次，术后踝泵功能训练能很好保持踝关节功能及预防下肢深静脉血栓形成。

　　③术后 2 周内的活动量以室内活动、生活自理为宜，尽量减少下肢行走活动。患者 2 周后可进行足趾及踝关节的主动及被动活动，尤其拇指的被动功能锻炼尤为重要，患者左手握住拇指跖趾关节的近端，右手握住远端，使跖趾关节屈伸活动达到拇指弯

曲最大范围。如果术后不好好练习拇指跖趾关节功能则会出现关节屈伸活动受限，甚至会出现其他脚趾足底"脚垫"形成，同时伴有疼痛。

术后 6 周左右一般截骨端达到临床愈合，去除绷带固定，可穿较宽松鞋，多数患者 3 个月至半年可穿正常鞋行走。术后 6 周患者可以进行足部肌肉的功能锻炼，如踝关节屈伸旋转运动、足趾向足掌部会聚、踩球或沙地运动、足跟走路运动等方法以加强足部的内外肌力量，可获得良好的疗效。对于足掌部疼痛的患者，还可佩戴特制的足底跖骨垫同时配合足部内在肌功能锻炼，效果更加明显。对于严重的跖痛症患者，可行跖骨头截骨抬高术以改善足底疼痛症状。

## *36.* 锻炼的最佳时机

术后功能锻炼对于踇外翻术后的康复及疗效是极其重要的。术后当天即可进行足趾及踝关节主动功能锻炼。足趾背伸跖屈练习：足趾主动背伸、跖屈活动跖趾及趾间关节，重点以拇指跖趾关节为主，每天 4 ～ 5 次，每次 2 ～ 3 分钟。患肢肌肉等长收缩训练：每日在床上行股四头肌及小腿三头肌等长肌肉收缩运动，每日至少 3 次，每次时间以不引起肌肉过度疲劳为宜，一般需 5 ～ 10 分钟或更长。术后 2 ～ 7 天做拇指跖趾关节的主动跖屈、背伸运动，每天 4 ～ 5 次，每次 2 ～ 3 分钟；可适当下地活动，以生活自理为度。术后 2 天拆开包扎换药，重新固定，以后每 2

周更换固定 1 次，直至截骨端临床愈合（一般为 6 周左右）。

术后 6 周拆除外固定后，进行拇指的主动与被动跖屈、背伸运动，每天 3 次，每次 10 分钟；辅以主动踝关节、膝关节的屈曲、背伸运动；同时用足外洗 2 号方泡足消肿，每天 2 次，每次 30 分钟，直至正常为止。

## *37.* 术后功能锻炼的目的

术后功能锻炼的目的在于尽早恢复拇指跖趾关节的功能，锻炼拇指屈伸肌腱的力量以恢复肌腱张力的平衡，通过截骨断端的微动以促进骨折截骨端的愈合。通过术后系统的康复锻炼以恢复拇指内在肌的力量，维持足趾肌肉力量的平衡，防止出现踇外翻畸形的复发。

## *38.* 功能锻炼的注意事项

手术后可能会遇到的情况：

①肿胀：手术后患者的足部会有不同程度的肿胀，可以通过限制足的活动和垫高足来减少下肢肿胀。由于足远离身体中心部位，足部手术后肿胀的时间比其他部位的手术要长一些。因此，术后用活血化瘀、消肿止痛药物缩短肿胀时间。

②疼痛：手术后伤口一般会有疼痛，尤其是在术后头 1～2 天，少数人会感到疼痛较重。此时，可服用止痛药物。如果患者

对止痛药过敏，请及时告诉医生。如果出院后伤口仍然疼痛较重，应该及时找医生复查，以排除伤口感染的可能。

③出血：术后第一天应注意尽量减少下地行走以避免伤口大量渗血。如果术后伤口持续渗出应及时告诉医生以进一步处理。出院回到家后，应注意休息。可以坐在椅子或床上，并使足部垫高。足的位置应高于心脏的水平。用几个枕头垫高患足可以促进下肢静脉回流，减轻局部出血及肿胀情况。有时绷带过紧会使患足淤血或足趾缺血，严重者会出现足趾缺血坏死。如出现患足足趾远端青紫或苍白，疼痛剧烈应及时请医生处理。

④术后康复：术后应穿前开口软鞋帮矫形鞋，术后头两周的活动以室内活动，生活自理为宜，尽量不要做不必要的行走。两周后可增加活动量，术后 6 周左右一般截骨愈合，去绷带固定，穿较宽松鞋，多数患者 3 个月后可穿正常鞋，术后包扎固定和换药很重要，要由有经验的医生复诊，一般术后 3～6 天伤口换药，如切口愈合，可每隔两周包扎固定一次，直至截骨愈合，一般 5～6 周左右。术后 2 周、6 周、3 个月、半年、1 年，需行 X 片拍摄以了解截骨端恢复情况。

⑤中药运用：从术后当天到截骨端临床愈合前应采用活血化瘀、补益气血的中药以促进骨折的愈合及肿胀的缓解。术后早期（2 周内）可用活血化瘀、消肿止痛方药以祛除瘀血，缓解疼痛，术后中期（4～6 周）应以接骨续筋方药为主以促进截端愈合，术后晚期（6 周后）应以补肝、补肾、强筋骨、补益气血的中药

以调理机体阴阳平衡。6周后去除绷带用活血化瘀消肿的中药足外洗2号外洗（2次／天，1次半小时，使用时间根据足部肿胀疼痛时间而定）。

## *39.* 预防蹬外翻复发

蹬外翻的预防是非常重要的。对于早期或轻度的蹬外翻患者，可以使用蹬外翻矫正带进行畸形矫正，有助于缓解拇指内侧红肿疼痛症状。此外，对于蹬外翻患者禁止穿高跟鞋，高跟鞋会导致蹬外翻畸形及前足横弓塌陷加重，以选择厚软底鞋为主，鞋头平宽的为好，鞋跟不宜太高，行走时舒适即可。对于早期病变者，疼痛较轻，可采用非手术疗法，包括手法按摩、搬动拇指向足内侧、在沙土地赤足行走、锻炼足内在肌、热敷和休息等方法。可在足趾两侧第一趾套橡皮带做左右相反方向的牵引动作，每天4次，每次5～10分钟，以松解紧张的拇内收肌。或将橡皮条套在所有足趾上，足趾做分离动作（图39）。

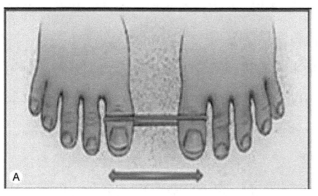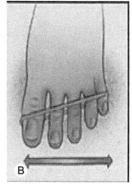

图 39　预防锻炼

# 有关姆外翻的争议问题

## *40.* 是什么造成了术后转移性跖骨痛

第一跖骨短缩过多，大多是由于选择不合适的手术方式，或是术中截骨过多导致。第一跖骨截骨不可避免出现跖骨短缩，但短缩程度因手术术式、因术者实际操作而异。过度的第一跖骨短缩会改变跖骨头正常的毗邻位置关系，造成足的过度旋前。短缩的跖骨在足站立及行走时，不能正常承担负荷，这就需要其他跖骨负担过多的压力，相应其下方软组织的损伤首当其冲。跖骨头下局部的软组织出现反应性炎症，跖趾关节囊滑膜肥厚、跖板损伤，继发引起转移性跖骨痛。

我们的研究也发现第一跖骨短缩确实是术后转移性跖骨痛的一个危险因素。跖骨短缩越多，患者出现姆外翻术后跖骨头下疼痛的危险越大。值得注意的是，有研究发现，跖骨轻度短缩并不会出现明显症状，根本不需要处理。Mann 报道了 109 例术后姆外翻患者，经 X 射线证实踇骨抬高者占 28%，但均无临床症状。Broughton 也报道 Mitchell 术后踇骨向背侧抬高不大于 10°不会引起转移性踇骨痛。似乎这些发现的理论与我们的结果有些出入，但关键点就在于对轻度短缩的理解。Duke 和 Kaplan 认为第一踇骨短缩 7mm 会引起踇骨头抬高 2mm，大约为 20°的踇骨倾斜度的改变。我们推测，轻度短缩的范围是 3 ～ 4mm。当踇骨短缩超过此值后，如果不踇屈踇骨截骨远端，以抵消踇骨短缩，其必然引起足部负重点向外侧转移。这与大多文献的报道是一致的。

## 41. 针对踇楔关节松弛是否需要融合

第一踇楔关节是足内侧纵弓的重要组成部分，其稳定对于前足、中足有着关键的作用。踇楔关节踇侧有坚韧的 Lisfranc 韧带加强，胫后肌腱及腓骨长肌腱形成绊，稳定足横弓和纵弓。外伤致 Lisfranc 韧带损伤，或是年龄增大，胫后肌腱、腓骨长肌肌力下降，第一踇骨在负重时会移向背侧，但因为第二踇骨解剖结构相对稳定，不能抬高，故第二踇骨承担相当大的负重，引起转移性踇骨痛。第一踇楔关节的活动包括上下、水平和旋转活动，而旋转活动度非常微弱，可忽略不计，水平活动度也较小。第一踇楔关节上下活动，即矢状面活动是第一踇楔关节主要的活动方向，其活动范围直接关系到第一踇骨头负重和足横弓的形态。第一踇楔关节稳定与否可通过测量第一踇楔关节活动度来判断。第一跖楔关节活动范围的测量主要有两种：一是 X 片测量法，应用最广泛的是改良 Coleman 法，但其临床应用较困难。二是外观直接测量法，这是 Lee 提出的测量方法：首先固定第 2 ～第 5 跖骨于同一平面，同时固定后足，医生以另一只手分别向背侧和跖侧推挤第一跖骨头到最大限度，记录推挤的距离。目前尚无大量的流行病学统计资料研究正常的第一跖楔关节活动度是多少，但有时根据查体，结合 X 片，如果第一跖楔关节侧位上出现开口征，以及第二跖骨骨皮质增厚，可判断第一跖楔关节活动度增大，这时就需要在术前考虑对此病理改变的纠正。

目前临床上采用的改良 Lapidus 术式融合第一跖楔关节。由于改良的 Lapidus 术式能在水平面及矢状面两个平面上稳定第一跖楔关节，一直以来许多学者认为第一跖列不稳是改良 Lapidus 手术的绝对适应证。然而，Faber 等报道认为，第一跖列不稳患者接受改良 Lapidus 手术矫形缺乏临床证据，以 IMA > 15° 作为主要手术适应证更为可靠。青少年踇外翻患者第一跖骨头内侧骨赘及关节囊增厚较少，踇外翻角（HVA）相对较小，第一、第二跖骨 IMA 较大。这些特点很大程度上与第一跖楔关节活动度增大有关。跖骨远端截骨及干部截骨等对于稳定第一跖列的作用较弱，因此以往报道中用于治疗青少年踇外翻的效果均不理想。然而，改良 Lapidus 术能够消除青少年踇外翻发病因素。多位学者报道了改良 Lapidus 术用于治疗青少年踇外翻的良好临床效果。改良 Lapidus 术后并发症通常包括术后不融合、第一跖骨短缩畸形、踇外翻复发、畸形愈合、转移性跖骨痛、延迟融合、伤口延迟愈合或水肿及深静脉血栓等。术后不融合及第一跖骨短缩畸形为最突出的 2 项并发症。

## *42.* 重度踇外翻已纳入新型微创技术的手术适应证

微创技术只是一种相对于传统手术的新技术，其手术切口小，创伤小，对机体影响小，易于患者早期康复，对于患者来说是一种理想的治疗方式。中西医结合微创治疗踇外翻手术，在诞生时，只限于跖骨远端的截骨方式，这种手术是跖骨远端截骨术加软组织松解术的一种术式，按照西医的理论，它的适应证仅为轻中度踇外翻畸形，IMA 不超过 16°的患足。但随着中西医结合微创治疗踇外翻手术的不断改进，其治疗适应证也发生着变化。针对重度踇外翻畸形，在常规微创手术治疗的基础上行外侧结构充分松解，不过度截除跖骨头内侧骨质，以保留合适的关节面，确保跖趾关节的适配。截骨的位置也向跖骨近端靠近。截骨方向、截骨角度使其水平面和矢状面截骨线与跖骨轴线夹角分别为 15°～ 30°和 10°～ 15°。截骨后将远截骨端向外推约一骨皮质，向跖侧推 4～ 6mm 或向背侧成角 5°～ 15°。通过以上改进，重度踇外翻已纳入中西医结合微创技术的手术适应证。

## *43.* 踇外翻手术方式需要如此复杂吗?

踇外翻矫形术的手术方式多达 200 多种，在足踝医学比较发达的美国，通过近 20 ～ 30 年的临床实践总结，在踇外翻手术方式的选择方面，基本做到了统一，那些容易出问题和术后并发症较多的手术方式，已经被摒弃。主要的手术方式包括：①软组织手术：Mcbride 手术。②关节成形术 ：Keller 手术。③截骨术：第一跖骨截骨术（远端、近端），近节趾骨截骨术。④关节融合术、Lapidus 手术、跖趾关节融合术。⑤关节镜手术。⑥踇跖趾关节置换术。不同的手术方式对应着不同的手术适应证，患足的病理形态多种多样，需要根据患足的特点选择相应的手术方式，有时可能会使手术变的更复杂。因为患足的病理变化可能是多样的，要完全纠正所有的异常点，手术方式的选择复杂程度就会增加，操作难度加大，手术损伤增多，这与手术的初衷背道而驰。当然，作为手术医师，具体采用哪一种手术方式应该对患者的各项指标认真分析，包括对患者一般情况（年龄、职业、工作性质等）、临床症状、体征及足底生物力学等各方面的认真研究，更重要的是对术前 X 片的分析与测量。尤其对那些年轻的患者，或者一些特殊职业者，应该更加谨慎地选择最为恰当的手术方式。

中西医结合微创治疗踇外翻的新方法，手术方法简单，操作容易，且能根据患足的病理特点，相对更改截骨方向与位置，目前已能解决大多数踇外翻畸形。

# 姆外翻手术并发症的处理

随着小切口治疗姆外翻技术的成熟与推广，越来越多的医院开展了此项技术。而随之而来的是各种并发症的出现，引起了医疗纠纷，使医生承受了巨大压力，甚至开始质疑小切口微创治疗姆外翻技术。任何一项手术技术都有其适应证及手术技术规范，不符合临床的适应证及违背手术技术规范的操作，都有可能导致并发症的出现。下面我们对小切口治疗姆外翻技术出现并发症的原因及预防和治疗进行评述，希望各位医师重视。

## *44.* 术中如何预防姆内翻形成

姆内翻是姆外翻手术较严重的并发症，表现为拇指在跖趾关节处向内侧倾斜成角，导致拇指与第二趾分开。由于拇指向内侧倾斜，严重影响穿鞋行走，导致患者几乎无鞋可穿，给患者造成严重的心身伤害。几乎所有的后天姆内翻均由手术造成，尤其是传统的 McBride 手术，发生率达 2%～17%。

踇内翻的病因：第一跖趾关节由第一跖骨头、拇指近节趾骨基底部及籽骨构成。跖骨头关节面延伸到跖骨头的跖面，中间隆起，称为籽骨间嵴，两侧形成纵沟，与跖骨头跖侧的胫腓侧籽骨形成跖籽关节。籽骨间嵴阻挡了籽骨的横向移动。第一跖趾关节附近有六条肌腱通过或附着，跖骨头上并无肌腱附着，被称为"吊篮"机制。其结构类似于儿童毛线帽（图40），帽身相当于近节趾骨基底，两侧的袢相当于肌腱，小孩头相当于跖骨头。当两侧的袢拉力不等时，帽子就会偏歪。踇外翻手术切断拇收肌，导致趾骨两侧拉力不平衡，如果同时合并跖籽关节的结构破坏，腓侧籽骨限制跖趾关节内翻作用丧失的话，将会导致踇内翻的发生。

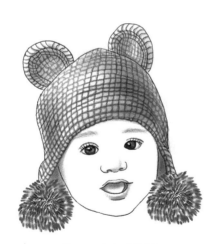

图40　儿童毛线帽

预防及治疗：在进行外侧结构松解的时候，不要完全切断拇收肌腱，尽量采用撕裂的方式进行松解，能够保证松解以后拇收肌腱可以愈合而保留其作用。同时外侧结构松解时应以达到能够轻度内翻，松手后拇指可回弹至外翻位为宜，不可过度松解。削磨骨赘时不可去除过多，避免损伤籽骨间嵴。术后加强管理，及时拍片复查，一旦发现有踇内翻的趋势，应将夹垫减小，将拇指固定于功能位，如发生明显踇内翻，则要去掉夹垫，将拇指固定于稍外翻位。轻度踇内翻患者可没有症状，尤其是踇内翻角度 < 10°时，一般不需要特殊处理。严重踇内翻会造成跖趾关节半脱位、仰趾、锤状趾及拇长屈肌腱挛缩，影响穿鞋行走。可根据病情采用软组织松解、肌腱移位、截骨及关节融合等方法治疗。

## *45.* 导致踇外翻术后骨不连的主要病因

一定类型和部位的骨折未能在其平均时间内愈合（通常 3～6 个月）称为延迟愈合（delayed union）；损伤和骨折至少 9 个月没有愈合，并且连续 3 个月无明显愈合倾向则称为骨不连接（bone nonunion）。骨折端不稳定或断端缺血被认为是骨不连的主要病因。小切口手术由于截骨位置位于跖骨头颈部，是松质骨与皮质骨交界处，血运丰富，同时手术对于跖骨周围软组织损伤小，因此发生跖骨截骨后迟缓愈合和不愈合极为少见。

截骨不愈合的原因：①全身性因素，如使用激素、糖尿病、重度骨质疏松等。②截骨端不稳定。小切口技术治疗踇外翻，是通过特殊的截骨线设计，结合压垫、绷带等的弹性固定来维持截骨端位置，是生物力学固定方式。术后允许患者适当下地行走。当截骨方向错误，或者截骨端骨质损耗较大、截骨端过于平滑等因素，导致截骨端无法达到稳定固定时，下地行走将造成截骨端活动增加，从而发生延迟愈合或者无法愈合。③下地活动过多或行走姿势不对。正确的术后下地行走姿势应该是全脚掌着地，足趾抓地，通过肌肉收缩的力量及地面向上的反作用力将截骨端压紧。如果行走过程中未按照规范行走，或者下地活动太多，可能会导致截骨端不稳定，从而造成截骨的延迟愈合。④截骨端血运破坏。小切口手术对跖趾关节血运干扰较小，如果术中过度剥离关节囊、或反复截骨，导致跖骨头血运遭到严重破坏，有可能导致截骨端缺血，从而影响截骨端愈合。

预防及治疗：术中应按照技术规范进行截骨，截骨时要一气呵成，避免反复截骨，造成截骨端损耗较多或截骨面磨平，损伤跖趾关节周围血运。术后嘱患者适当下地负重，以生活自理为度。患者下地时间随手术后时间延长而循序渐进逐渐延长，6周内避免过度负重。定期复查X线片，发现截骨有延迟愈合的迹象，要嘱患者减少下地，并密切观察截骨端愈合情况，口服促进骨折愈合的药物等，采用冲击波、超声波等理疗。如已出现截骨端不愈合，需手术植骨内固定恢复截骨端稳定性，促进截骨端愈合，或采用关节融合术等手术治疗。

## *46.* 血运与骨坏死

跖骨头坏死是小切口踇外翻手术罕见的并发症。跖骨头坏死的病因被认为是反复积累的暴力导致跖骨头微骨折，或由于局部缺血导致骨坏死的病理过程。表现为 X 线片上跖骨头内密度不均匀、囊变、跖骨头变形等。

预防及治疗：术中细致操作，避免过度破坏跖骨头及关节囊血运。嘱患者戒烟，因为尼古丁会导致微血管收缩痉挛，促进血小板凝集，造成微循环障碍，影响跖骨头血运。术后避免过多下地活动。定期复查拍片，如有跖骨头坏死倾向，禁止下地，采用活血通络、补肾健骨药物治疗，还可采用冲击波治疗，严重者可行跖骨头背侧截骨术将坏死关节面旋转至背侧，或行跖趾关节置换或者融合术治疗。

## *47.* 感染是骨科手术的灾难

感染对于骨科手术来说是灾难性的，如果合并骨髓炎常常缠绵难愈，临床处理非常棘手。微创技术治疗踇外翻由于手术切口小、时间短，对术区周围软组织损伤小，没有内固定物，因此感染机会较小。但因为足部长期接触鞋袜，同时绷带等外固定物的缠绕，使足部处于潮湿环境，易造成细菌或真菌的滋生，一旦伤口感染，将产生严重的后果，甚至造成截肢。

预防及治疗：术前如患者患有足癣等皮肤疾病，必须在临床治愈后再行手术。术前应用足外洗 1 号方、碘伏泡足等方法，尽量祛除足部细菌及真菌。术中严格无菌操作，避免反复截骨或皮肤热灼伤。术后 2 ～ 3 天换药，然后根据伤口情况决定换药频率，避免切口长期处于湿润环境。对于切口长期不愈合、渗液的患者，应考虑到感染可能，尤其需要注意真菌感染可能，及时取分泌物做细菌培养，明确致病菌，采用敏感抗生素，足量、全程应用抗生素，同时配合中药扶正固本，清热解毒治疗。必要时切开引流。临床应当注意两种情况，一是术后第一次换药时常出现切口内有淡红色分泌物流出，有时量很大，患者常感觉切口部位疼痛较重。这种情况一般是冲洗切口时有冲洗液残留所致，一般经 1 ～ 2 次换药后，分泌物会自然减少消失。临床上遇到这种情况时不要误以为感染，按感染处理，切口内放置引流条，往往会造成切口的愈合不良，甚至出现截骨端外露。另一种情况是术后 2 周左右，更换外固定时切口周围出现脓疱，可散发也可连成片状，疱内可见黄白色分泌物，患者自觉瘙痒，但手术切口无红、肿、疼痛，患者常有脚癣病史。这种情况一般是局部包扎所致的真菌感染，处理方法是局部消毒后剪开脓疱即可，无需特殊用药。

## 48. 神经、血管损伤

第一跖趾关节的动脉主要来自足背动脉及足底弓，走行于足趾两侧，形成动脉网，单独动脉分支的损伤不会引起足趾缺血坏死。第一跖趾关节周围的神经主要来源于胫神经的终末支，足底内侧神经、腓深神经终末支，分别在跖侧及背侧走行于第一跖趾关节两侧。小切口技术的手术内侧切口选择在神经血管分布较少的内侧，外侧切口则与神经、血管走行方向一致，因此按照规范操作极少出现血管及神经损伤。初学者由于切口选择不当，手术操作粗暴，有时会发生血管、神经损伤，出现足趾内侧的麻木、痛性神经瘤，甚至是足趾皮肤坏死。后期还可能出现跖骨头的坏死。

预防与处理：拇指远端切口应以赤白肉际为中心，长度约1cm，不可偏向背侧。外侧结构松解时最好采用手法松解，以拇指能轻松达到轻度内翻位为宜。如手法松解困难，则在第一跖骨头外侧纵行切口，长度约0.5cm，用刀片及骨膜起子紧贴跖骨头进行松解，并避免器械进入过深，以免损伤血管及神经。截骨时钻头不要插入太深，用钻的前部截骨，骨质截断后立即停止继续削磨，避免损伤血管、神经。术后应注意观察术足足趾血运情况，观察足趾的皮肤颜色，触摸足趾趾腹质感，检查毛细血管充盈时间。如果出现足趾皮肤颜色发暗、青紫，提示足趾淤血，有静脉回流障碍。出现足趾皮肤颜色苍白，足趾趾腹质软瘪陷，提示足趾缺血，有动脉损伤。一般出现血运障碍应立即松开外固定包扎，注意患足保暖，持续烤灯，肌肉注射盐酸罂粟碱20mg，每6小时1次解除血管痉挛。静脉滴注低分子右旋糖酐，改善微循环。口服烟酸肌醇、己酮可可碱等药物扩张血管，必要时可行普鲁卡因趾根阻滞。如属静脉淤血者，间断趾尖点刺放血。

## *49.* 肌腱损伤

小切口技术治疗踇外翻，采用削磨钻作为截骨工具，其特殊设计的钻头，具有"吃软不吃硬"的特点，即正常状态下，对骨质具有显著的切割作用，而对结构完整且绷紧的肌腱等软组织损伤较小。因此一般情况下不会造成肌腱明显损伤。但削磨钻为旋转工具，当肌腱或神经等软组织损伤，出现游离端或组织松弛时，可能会与钻头缠绕，造成肌腱或神经血管损伤。再者，初学者截骨时手法不熟练、手感较差，在骨质截断后仍持续加力，或者截骨时钻头插入过深，也可能损伤肌腱。

预防与处理：练习并熟练掌握截骨技巧，体会钻头钻透皮质的手感，采用钻头前端而不是用整个刃部进行截骨，骨皮质截断后立刻停止继续削磨，防止损伤肌腱等软组织。包扎完成以后，让患者主动背伸及跖屈拇指，如发现拇指不能主动背伸或跖屈，且伸趾肌腱连续性中断等表现，及时切开探查并吻合肌腱。

（谢飞　温冠楠）

# 出版者后记

## Postscript

　　科学技术文献出版社自 1973 年成立即开始出版医学图书，40 余年来，医学图书的内容和出版形式都发生了很大变化，这些无一不与医学的发展和进步相关。《中国医学临床百家》从 2016 年策划至今，感谢 600 余位权威专家对每本书、每个细节的精雕细琢，现已出版作品近百种。2018 年，丛书全面展开学科总主编制，由各个学科权威专家指导本学科相关出版工作，我们以饱满的热情迎来了《中国医学临床百家》丛书各个分卷的诞生，也期待着《中国医学临床百家》丛书的出版工作更加科学与规范。

　　近几年，中国的临床医学有了很大的发展，在国际医学领域也开始崭露头角。以北京天坛医院牵头的 CHANCE 研究成果改写美国脑血管病二级预防指南为标志，中国一批临床专家的科研成果正在走向世界。但是，这些权威临床专家的科研成果多数首先发表在国外期刊上，之后才在国内期刊、会议中展现。如果出版专著，又为多人合著，专家个人的观点和成果精华被稀释。为改变这种零落的展现方式，作为科技部所属的唯一一家出版机构，我们有责任为中国的临床医生提供一个系统展示临床研究成果的舞台。为此，我们策划出版了这套高端医学专著——《中国医学临床百家》丛书。

"百家"既指临床各学科的权威专家，也取百家争鸣之义。

丛书中每一本书阐述一种疾病的最新研究成果及专家观点，按年度持续出版，强调医学知识的权威性和时效性，以期细致、连续、全面展示我国临床医学的发展历程。与其他医学专著相比，本丛书具有出版周期短、持续性强、主题突出、内容精练、阅读体验佳等特点。在图书出版的同时，同步通过万方数据库等互联网平台进入全国的医院，让各级临床医师和医学科研人员通过数据库检索到专家观点，并能迅速在临床实践中得以应用。

在与作者沟通过程中，他们对丛书出版的高度认可给了我们坚定的信心。北京协和医院邱贵兴院士说"这个项目是出版界的创新……项目持续开展下去，对促进中国临床学科的发展能起到很大作用"。中国人民解放军第二军医大学孙颖浩校长表示"我鼓励我国的泌尿外科医生把自己的创新成果和宝贵的经验传播给国内同行，我期待本丛书的出版"；北京大学第一医院霍勇教授认为"百家丛书很有意义"。我们感谢这么多临床专家积极参与本丛书的写作，他们在深夜里的奋笔，感动着我们，鼓舞着我们，这是对本丛书的巨大支持，也是对我们出版工作的肯定，我们由衷地感谢作者的支持与付出！

在传统媒体与新兴媒体相融合的今天，打造好这套在互联网时代出版与传播的高端医学专著，为临床科研成果的快速转化服务，为中国临床医学的创新及临床医师诊疗水平的提升服务，我们一直在努力！

**科学技术文献出版社**